KATY KARRENBAUER

ICH WOLLTE EINEN HUND – JETZT HAB ICH EINEN VATER

KATY KARRENBAUER

ICH WOLLTE EINEN HUND – JETZT HAB ICH EINEN VATER

Wie wir durch die Demenz unsere Geschichte neu erzählen

mvgverlag

Bibliografische Information der Deutschen Nationalbibliothek
Die Deutsche Nationalbibliothek verzeichnet diese Publikation in der Deutschen Nationalbibliografie. Detaillierte bibliografische Daten sind im Internet über https://dnb.de abrufbar.

Für Fragen und Anregungen
info@mvg-verlag.de

Wichtiger Hinweis
Ausschließlich zum Zweck der besseren Lesbarkeit wurde auf eine genderspezifische Schreibweise sowie eine Mehrfachbezeichnung verzichtet. Alle personenbezogenen Bezeichnungen sind somit geschlechtsneutral zu verstehen.

Originalausgabe
1. Auflage 2023

Türkenstraße 89
80799 München
Tel.: 089 651285-0
Fax: 089 652096

Umschlaggestaltung: Karina Braun
Umschlagabbildung: Katy Karrenbauer
Satz: reinsatz . Roman Heinemann
Druck: CPI books GmbH, Leck
Printed in the EU

ISBN Print 978-3-7474-0409-6
ISBN E-Book (PDF) 978-3-96121-800-4
ISBN E-Book (EPUB, Mobi) 978-3-96121-799-1

»Ach, Papa, guck mal. Ist der nicht süß?«, kichere ich mit glänzenden Augen. Wir beide, Papa und ich, starren dabei entzückt auf die kleine, französische Bulldogge namens »Zorro«, die gerade dabei ist, meinen Vater aufgeregt und fröhlich anzuspringen.

»Ja, sicher«, lacht mein Vater und streichelt den kleinen, übermütigen Zorro.

»Ach«, seufze ich, »ich hätte auch so gern wieder einen Hund.«

»Was willste denn mit einem Hund?«, raunzt er mir fast etwas mürrisch entgegen.

»Dafür hast du doch gar keine Zeit?«

»Wieso habe ich denn keine Zeit für einen Hund?«, zische ich vorwurfsvoll zurück.

»Na, du hast doch mich!«

»Stimmt. Ich wollte einen Hund, jetzt hab ich einen Vater«, erwidere ich, und wir beide schütteln uns vor Lachen.

Als ich begann, dieses Buch zu schreiben, wusste ich ganz genau, welche Geschichte ich zu Papier bringen wollte, und ich fühlte, dass es mir leicht von der Hand gehen würde.

Aber die dann kurz darauf einsetzende pandemische Lage veränderte alles schlagartig, und im Februar 2022 folgte das unfassbare Kriegsgeschehen in der Ukraine, das wiederum die täglichen Coronaberichte nahezu ablöste, als hätte es die letzten beiden Jahre nicht gegeben.

Mein Blick auf all das, was ich gern erzählen wollte, veränderte sich täglich, und das tut er bis heute.

Ich habe mich mit Situationen konfrontiert gefühlt, die ich mir für mein Leben so nicht gewünscht habe, und musste mich mehr denn je mit dem Tod, aber dadurch bedingt eben auch noch intensiver mit dem Leben auseinander- oder besser gesagt zusammensetzen.

Ich werde in diesem Jahr sechzig Jahre alt und habe die letzten vier Jahre mehr Zeit mit einem Menschen verbracht, als gefühlt in den letzten fünfundfünfzig Jahren zuvor. Meine ganze Welt hat sich verändert und dreht sich hauptsächlich um meinen Vater.

Ihm einen schönen und würdigen Lebensabend zu bereiten, wurde zu einem meiner wichtigsten Gedanken und zu einer Aufgabe, mit der ich nahezu jeden Tag seit dem 16.12.2018 beginne und beende. Niemals zuvor hätte ich gedacht, dass das Leben eines anderen Menschen mich so einnehmen könnte, wie auch die Geschichten und Erlebnisse drumherum, die Menschen, denen ich begegnet bin und begegne, der Blick auf das teils unwürdige Ende des Lebens, an dem Menschen alleingelassen werden, im wahrsten Sinne des Wortes ihrem Schicksal überlassen. Diese Erfahrungen haben mein Denken und auch meine Entscheidungen sehr beeinflusst, ebenso wie das Lachen und die Freude, der Witz des Alters, die Weisheit und Zuversicht vieler älterer Menschen.

So wurde ich zwischenzeitlich zum »Drogenkurier« für Zigaretten und Schnaps, mit denen ich die »Oldies« versorgte, übte mich im Hin- anstatt Wegsehen und auch darin, mir rund um das Schicksal meines eigenen Vaters auch die Geschichten der anderen anzuhören, kleine und größere Wünsche in Form von Schokolade, Eierlikör, Jogginghosen und warmen Mänteln zu erfüllen, die meist vom mickrigen Taschengeld nicht bezahlt werden können, und ich habe es mir zur Aufgabe gemacht, »Leben in die Bude« zu bringen, wann immer es möglich ist, und ein kleines Lächeln auf die Gesichter derer zu zaubern, die ich erreiche.

Und hätte mir jemand erzählt, dass ich irgendwann verwundert auf die Schwielen in meinen Händen schaue und mich frage, woher diese wohl kommen, um dann erstaunt festzustellen, dass sie tatsächlich durch das fast tägliche Schieben des Rollstuhls meines Vaters entstanden sind, hätte ich wohl laut gelacht.

So, wie ich eben auch oft weinend ins Bett falle, weil mir einfach keine Lösung in den Sinn kommen will, wie ich sein Leben verbessern kann, und ich über meine eigene Unzulänglichkeit verzweifle, den Tag nicht um mindestens vier Stunden verlängern zu können, nicht immer parat zu sein und sein zu können für die Wünsche, Sehnsüchte und Bedürfnisse meines Vaters, denn ich muss ja auch mein eigenes Leben leben, und ohne Kraft und die entsprechende Energie, die ich in meinem Leben einsammle, bin ich, ehrlich gesagt, keine gute Stütze. Aber die will ich sein, dafür habe ich mich entschieden.

Bewusst.

Und ich habe großen Respekt vor den Angehörigen der anderen »Inhaftierten«, wie mein Vater sie inzwischen immer häufiger nennt, denen ich begegne und die sich ebenso wie ich bemühen, den Lebensabend ihrer Partner, Mütter und Väter, Tanten, Onkel oder Freunde lebenswerter zu machen, und natürlich den Pflegern, die sich dem

Leid kaum entziehen können, das ihnen tagtäglich begegnet, denen ich teils sehr nah komme und deren Traurigkeit und Verzweiflung über die bestehende Situation ich oft spüre, die sie aber verdrängen müssen, so gut es eben geht, um nicht daran zu zerbrechen.

Manchmal, so scheint es mir heute, wirft das Leben einem »einfach so« Herausforderungen vor die Füße, als wolle es sagen: »Sieh zu, wie du damit klarkommst!«, und manche Menschen behaupten sogar, man bekomme so viel im Leben aufgeladen, wie man auf seinen Schultern tragen oder überhaupt ertragen kann.

Ich bin ehrlich, ich akzeptiere das so nicht.

Selbst wenn meine Schultern breit genug scheinen und schon viel »tragen« mussten, will ich mich nicht wie ein alter Esel fühlen, der einfach nur beladen wird, und auch die mir im Leben lieb gewonnenen Menschen, deren Schicksal durch schwere Krankheiten teils schon Vergangenheit ist oder in naher Zukunft sein wird, was mich immer wieder erschüttert, werden diesem Gedanken keinesfalls zustimmen, auch wenn sie vielleicht keine Antwort darauf haben oder je finden werden, warum gerade sie nicht länger bleiben dürfen, und sich manchmal die Frage stellen, ob dies einer Strafe gleichkommt.

Auch hier weigere ich mich, dies anzunehmen, denn bisher habe ich keinen erkennbaren Grund gefunden, warum der eine Mensch mehr Leid ertragen muss als der andere.

Krankheiten wie zum Beispiel Krebs, so hat mir vor vielen Jahren jemand erzählt, manifestieren sich angeblich, wenn man unschöne oder negative Gedanken hat, das Leben nicht lebt, nicht gut zu sich selbst ist und sich somit etwas im eigenen Körper verankern, festsetzen kann.

Auch wenn ich als Kind und später als Jugendliche meinte, immer alles sagen zu müssen und nichts in mich hineinzufressen, um bloß niemals an Krebs zu erkranken, und somit auch irgendwie entschied, ein oft unangepasster, unbequemer Mensch zu werden, der seine Meinung sagt und auch vertritt, selbst und fast immer auch auf die Gefahr hin, andere zu verärgern, zu verletzen und möglicherweise keinen guten und wohl erzogenen Eindruck zu hinterlassen, würde ich, wenn ich es heute nochmals entscheiden könnte, immer wieder so tun.

Dennoch glaube ich schon lange nicht mehr, dass sich darum »Knoten« in uns bilden. Zu viele Menschen habe ich schon zu Grabe getragen, bei denen diese Einschätzung oder Vermutung einfach nicht stimmig war und ist, auch wenn ich keine Erklärung dafür fand, wenn sie mich fragten, warum ausgerechnet sie vom Schicksal so hart getroffen oder von Gott verlassen wurden.

Die, die ich begleitet habe, haben alle unfassbar tapfer und mutig bis zum Ende gekämpft, bis zum letzten Atemzug.

Und wollten so gern leben.

Ich habe ihre Stärke kommen und gehen sehen, ihren Glauben, ihre Wut, ihre Wucht, ihre Verzweiflung, ihr Nichtloslassenwollen und -können, ihr verzweifeltes Ringen um eine verdammte Antwort auf die Frage: Warum ich?

Wenn ein Freund, eine Freundin friedlich, aber für mich viel zu früh, einschlief und die Gesichtszüge sich entspannten nach einem unfairen und ungleichen Kampf, dachte ich oft, der Anblick würde mir selbst den Schrecken nehmen, die Angst vor dem Tod und all dem, was danach kommt oder nicht, die Furcht vor dem Sterben zumindest, weil es dann irgendwann einfach ruhig wird und nichts mehr ist, außer dem Körper, den die Seele vielleicht verlassen hat.

Immer wurde es kühl. Ganz kühl.

Ich habe Spiegel verhängt, damit sich die Seele nicht am Spiegelbild festhält, und die Fenster weit geöffnet, damit sie fliegen kann. Ziehen, wohin auch immer sie will.

Sah ich einen Vogel am Himmel, wünschte ich von Herzen, dass er die Seele des Verstorbenen einfach davontrage auf weiten Schwingen. Das fand ich tröstlich.

Und bin ich auch dem Tod schon so oft begegnet und habe in sein furchtvolles Antlitz geschaut, ich selbst habe meine Furcht vor ihm niemals verloren, aber ich habe viel Stärke gefunden für das Leben an sich.

Und genau diese Stärke ist es, die mich tapfer und mutig macht für mein eigenes Leben, solange es währt, die mich auf den Schultern manchmal mehr tragen können lässt, als ich selbst glaube tragen und ertragen zu können.

Es ist vielleicht Empathie, aber ganz sicher eine sehr persönliche Entscheidung, ob man das Leben und die Menschen mag oder nicht.

Ich mag beide, beides.

Nicht alles, nicht immer, aber fast immer, und das ist, finde ich, ein guter und brauchbarer Schnitt, der mich allerdings manchmal auf Umwege führt, die mir dann im Nachhinein die besseren Wege zu sein scheinen.

Vielleicht nicht klug, sicher nicht immer rational, aber will ich das überhaupt sein? Muss man das sein?

Das Leben hat so viel zu bieten, so viel Schönes, wenn man eben auch auf die kleinen Dinge achtet, und ich würde wirklich gern alt werden, wenn das für mich so bestimmt sein sollte.

Aber wo? Und wie?

Ich habe keine Kinder, und ich würde mich ihnen, hätte ich welche, wahrscheinlich auch nicht zumuten wollen.

Wer also macht all das für mich, was ich bereit bin zu tun, wenn ich selbst mal nicht mehr kann, meine Schultern nicht mehr breit genug sind zu tragen oder es einfach nicht mehr können oder wollen?

Wird mich dann aus treuen Augen eine Hundeseele anschauen, die mir Wärme und Geborgenheit gibt und die mir sagt: Du und ich, durch dick und dünn, so wie es immer war?

Wird auch zu mir jemand, der mir vertraut ist, an Tagen, an denen ich nicht freudig in die Zukunft blicke, sagen:

»Lächle. Denn dein Lächeln ist mein Lohn«?

Wird jemand auch meine Hand halten, weil ich mich nach Wärme sehne, nach Menschlichkeit, und wird jemand mich in ein Spiel einbeziehen, das er gerade erfunden hat, weil es nicht wichtig ist, ob ich vertraut bin oder fremd?

Nimmt mich jemand mit nach draußen in die Welt, damit meine Gedanken nicht nur um mich selbst kreisen, bis sie keine Kreise mehr ziehen?

Wird auch jemand zu mir kommen, der mir Geschichten erzählt oder der an meiner Geschichte interessiert sein wird, auch wenn ich sie vielleicht zum wiederholten Male erzählen werde?

Oder werde auch ich stumm vor einem Fernseher sitzen und nicht mehr darauf warten, dass mich jemand besucht, weil es unwichtig geworden ist, weil es nichts mehr zu warten gibt?

All das geht mir im Kopf herum, während ich schon wieder in die dicke Jacke springe, auf dem Weg zum Supermarkt, um für meinen Vater Obst zu besorgen, das er so liebt, und mich einmal kräftig schüttle, bevor ich kurze Zeit später die Altersresidenz betrete, in der Hoffnung: Heute ist ein guter Tag für alle, denen ich begegne.

Alles andere werde ich Sie wissen lassen, wenn es so weit ist.

1

»Lädst du mich jetzt wieder ab? Muss ich wieder zurück ins Gefängnis?«, fragt mich mein Vater, als ich ihn kurz nach 16 Uhr die lange, steinerne Rampe hinaufschiebe.

»Aber das ist doch kein Gefängnis«, antworte ich mit fester Stimme, so, als wolle ich mich selbst vom Inhalt meiner Aussage überzeugen, auch wenn mich seine Sätze mitten ins Herz treffen.

Schuldbewusst fahre ich ihn durch die beiden Glastüren in den Innenraum des Altersheimes, der Pflegeresidenz, die ich liebevoll einfach nur »Residenz« nenne, weil es schöner und würdevoller klingt, schiebe ihn vor den Fahrstuhl, natürlich nicht, ohne vorher meine Hände desinfiziert zu haben, vorbei an dem Raum mit der Rezeptionistin, die er schwungvoll mit erhobener Hand und einem lauten »Hallihallo« im Vorbeifahren grüßt wie nahezu jeden Tag, nehme die Tüten, gefüllt mit Obst, Schokolade, diversen anderen Leckereien und Zeitschriften, von den Griffen des Rollstuhls und lasse mich meinem Vater gegenüber auf den cremefarbenen Sessel fallen, der schräg gegenüber der Fahrstuhltür steht.

Mein Gesicht ist mit einer FFP2-Maske bedeckt, und während mir der Schweiß von der Stirn in die Augen läuft und ich ihm noch mal erzähle, was wir alles »Schönes« für ihn eingekauft haben, dass wir doch einen tollen Nachmittag hatten und dass ich ihn natürlich morgen um die gleiche Zeit abholen werde, guckt er mich mürrisch an, wie so oft in letzter Zeit, und schießt mir ein »Nimm doch mal das Scheißding ab, ich verstehe dich nicht« entgegen, das ich mit einem überlauten »Aber das darf ich doch nicht« kontere, während sich fast unsichtbar Tränen mit meinem Schweiß vermischen und ich nach einem Tempotaschentuch krame, das ich nun immer bei mir trage, da er empfindliche Augen hat und ihm oft einfach so Tränen übers Gesicht laufen.

Ich bin dankbar, als sich die Fahrstuhltür öffnet, der Pfleger mich grüßt und ihn übernimmt, leider wie so oft falsch herum in den Fahrstuhl schiebt, sodass ich sein Gesicht nicht mehr sehen kann, ich nochmals hinterher- und somit halb in den Fahrstuhl laufe, um ihm zu sagen, dass ich ihn lieb habe, und er mir entgegnet: »Das weiß ich doch, es steht ja auf meinem blauen Buch«, kurz lacht, als ich mich zurückziehe, damit der Fahrstuhl sich schließen kann, noch mal winke, was er nicht sehen wird, aber er hebt die Hand zum Gruße, als er hinter der stählernen Tür verschwindet, während ich wie ein geprügelter Hund meine Tasche greife, der Dame an der Pforte das Signal gebe, dass ich die Räumlichkeiten jetzt verlassen möchte, sich eine Glastür nach der anderen öffnet, ich mir die Maske vom Gesicht reiße, um endlich atmen zu können, tief Luft hole, mich schnäuze, schnell noch ein paar Zigaretten für Maria, die mir an der Treppe begegnet, immer fein gekleidet, als ginge sie zu einem Kaffeekränzchen mit guten alten Freundinnen, herauskrame und sie ihr lächelnd in die Hand drücke, wobei sie mir ein »Du bist immer meine Rettung« hinterherruft, meinen Fahrradschlüssel packe und ihr ein »Gerne doch, liebe Maria« zurufe, mich aufs Rad schwinge, weil ich es kaum erwarten kann, den Fahrtwind auf der Haut zu spüren, er wird die Tränen trocknen, mein Haar zerzausen wie auch meine Gedanken und mich für einen Moment, da ich mich auf den Verkehr konzentrieren muss, auf die E-Autos, die man kaum noch hört, und die Scooter, die mit irrsinniger Geschwindigkeit an mir vorbeirasen, links und rechts, scheißegal, wir sind ja nicht verwundbar, einen Gang höher schalte, damit mich die Anstrengung des Tretens vom Denken ablenkt.

Ich will oft nicht denken. Oder einfach nur nicht das denken, was ich denke. Früher war ich eine Meisterin darin, meinen Gedanken eine andere Richtung zu geben.

»Der Kopf ist rund, damit das Denken die Richtung ändern kann«, dieses Zitat des Künstlers Francis Picabia begleitet mich schon sehr lange, und wenn ich früher festhing, also mein Denken, das an meine Gefühle gekoppelt ist, schaffte ich es meist, über einen kleinen, bewusst »schönen Gedanken« ein positives, warmes Gefühl in mir zu erzeugen, für einen Wimpernschlag, einen Augenblick, einen kurzen Moment, der dann den Verlauf meines Denkens in eine andere Richtung verschob.

Das gelingt mir auch heute oft noch, denn ich habe gelernt, das Leben positiv zu betrachten und aus allem, was mir begegnet, glaubhaft etwas Positives herauszuziehen.

Ich will einfach auch in allem Negativen etwas Positives sehen, ich finde es nahezu immer, auch wenn es manchmal etwas dauert, finde im Schwarz etwas Weiß, im Dunklen etwas Helles, in dem traurigsten Augenblick ein kleines Lichtlein.

Stand doch schon in meinem ersten Poesiealbum das Sprüchlein: »Und wenn du glaubst, es geht nicht mehr, kommt von irgendwo ein Lichtlein her.«

Ich trete fest in die Pedale und weiß, mein Vater wird jetzt in sein Zimmer gefahren, der Rollstuhl hinten neben dem Bett, dessen Matratze ich auf Anfrage bis heute nicht in eine bequemere und bessere tauschen durfte, da dies in Altenheimen nicht zulässig ist, zusammengeklappt verstaut, neben seiner fast ein Meter hohen Figur aus Holz, von der er erzählt, dass sein Großvater sie aus Singapur mitgebracht habe, wobei ich wirklich nicht weiß, ob dies auch stimmt, aber er liebt sie und vielleicht hat er sie selbst mal aus Singapur mitgebracht, der Pfleger wird ihm helfen, seine Jacke und die Gesundheitsschuhe mit Lasche, die ich gerade neu gekauft habe, da ihn sein

Hallux in absolut jedem anderen Schuh schmerzte, und es gibt diese Schuhe für ältere Menschen, in die er den gesamten Fuß bequem hineinstellen kann, leider nicht in schön, nur in bequem, auszuziehen, und er wird sich an den Tisch setzen, den ich gekauft habe, und sich auf einen meiner Korbstühle setzen, von denen er glaubt, sie gehören ihm, was aber egal ist, er findet sie bequem und ich darf sie nicht gegen altersgerechte tauschen, er wird in den »Stern« gucken und das »schwere Rätsel« suchen, aber vielleicht guckt er auch nur auf den Mercedesstern, den er aus seinem Zimmer sehen kann, dort am Ku'damm, über den ich selbst jetzt fahre, das Essen wird kommen und die vielen Medikamente, die er einnehmen muss, er wird nicht viel essen, weil er das, was er bekommt, nicht mag und ihm Essen sowieso nichts mehr bedeutet, außer wenn ich mit ihm essen gehe, was ich zur Zeit nicht darf, ich werde gleich noch kurz mit ihm am Telefon sprechen, bevor ihn unsere Freundin Ilona an diesem Tag zum dritten Mal, nun gegen 19 Uhr, anrufen wird, um ihm eine gute Nacht zu wünschen, und er wird sich, nachdem man ihm geholfen hat, die Stützstrümpfe auszuziehen, behütet auf sein Bettchen legen, aber vielleicht auch nicht, denn er möchte sicher eigentlich viel lieber noch einen Drink nehmen irgendwo, ein Schwätzchen halten mit guten alten Freunden oder einfach nach Hause fahren, dahin, wo »Oma und Opa« auf ihn warten, in das Haus, das er gebaut hat, und vielleicht bittet er mich gleich, dort anzurufen, damit sie sich keine Sorgen machen, und ihnen zu sagen, dass er heute in Finnland in der Bude bleibt und nicht mehr kommt, aber vielleicht macht er sich auch auf den Weg und man findet ihn am späten Abend im Keller mit seinem vollgepackten Rollator und seinem warmen Mantel, denn abends ist es schon recht kühl und der Weg nach Hause ist weit, aber eigentlich auch nur »um die Ecke«, zumindest für ihn, wenn er in der Vergangenheit verschwindet und sich nur schwerlich dazu überreden lässt, zumindest noch eine Nacht bei mir in Berlin zu bleiben und auf mich zu warten, bis ich ihn morgen abholen komme, wie jeden Tag, oder fast jeden, seit nunmehr nahezu vier Jahren, in denen wir uns wiederhaben, gute Freunde geworden sind und sich jeder über das eigentümliche Duo, das wir jetzt anscheinend abgeben, aber zuvor nie waren, freut und manchmal auch wundert.

2

Ich glaube, in letzter Zeit bemühe ich öfter mal ein »Lichtlein«, als ich mir selbst eingestehen mag.

Das »Lichtlein« zu benötigen, bedeutet in meinen Augen irgendwie Schwäche, und selbst wenn ich sie anderen nahezu immer zugestehe, denn Schwäche ist ja bekanntlich auch eine Form von Stärke, gilt das für mich selbst nicht oder nur selten, und meine eigene Schwäche kann ich überhaupt nicht leiden. Ich ertrage sie nicht, macht sie mich doch seltsam dünnhäutig und verwundbar.

Obwohl ich sie natürlich fühle, weil sie immer da ist.

Sie scheint gekoppelt an das immer wieder aufkeimende Schuldbewusstsein, das sich in mich geschlichen hat, ohne schuldig zu sein, jetzt einfach nur wieder einmal durch eine Entscheidung, die ich bewusst getroffen habe, weil mein Herz es überhaupt nicht zuließ, eine andere Entscheidung zu treffen.

Ich gebe zu, dass es in meinem Leben viele »Fehlentscheidungen« gegeben hat und dass ich den Preis dafür zahlte, zahlen musste, teils bis heute.

Preise, die mir oft viel zu hoch schienen für das Vergehen, das ich begangen habe.

Das Vergehen, zu lieben, Zuneigung zu schenken, helfen zu wollen, dabei zu sein, wenn sich Träume anderer verwirklichen, diese auch zu fördern und mich daran zu erfreuen, während meine eigenen auf der Strecke blieben, als seien sie wertloses Gerümpel.

Selbst schuld, werden die einen vielleicht zu Recht sagen, während die anderen sich fragen werden, ob sie das aus ihrem eigenen Leben nicht ebenfalls kennen.

Der tiefe, nahezu verzweifelte Wunsch, geliebt, gemocht und manchmal vielleicht einfach nur gesehen und wahrgenommen zu werden, liegt nämlich, ähnlich wie bei vielen anderen Menschen, möglicherweise auch bei mir schon in meiner Kindheit verankert, aber, da jeder ja schließlich durch seine ureigene Geschichte hindurchmuss, frei nach der Redensart: »Jeder ist seines Glückes Schmied«, die ja besagt, dass man angeblich mit »Mühe und Ausdauer« in der Lage sein soll, sein Leben zu verbessern, ähneln sich zwar viele Prägungen, aber natürlich sind es nicht die gleichen, denn ziemlich sicher hat nicht jeder denselben Einsatz an »Mühe und Ausdauer« geleistet, und ob diese Redensart tatsächlich stimmt und dann auch für alle Leben gilt, wage ich, ehrlich gesagt, stark zu bezweifeln.

Dennoch. Die Realität wahrzunehmen und sich ihr zu stellen, bedeutet ja auch, dass man seine Einstellung ändern kann, sein Handeln, also nicht nur die Richtung des Denkens, sondern auch die des Lebens und Wirkens an sich.

Ich habe unendlich viele Stunden mit der Analyse meines Lebens, Denkens, meiner Erfahrungen, meiner Verletzungen, meiner manchmal aufkeimenden Bitterkeit, meiner Sturheit, meiner Strenge und auch meiner verlorenen Leichtigkeit verbracht und versucht, daraus meine Schlüsse zu ziehen, vor allem aber, daraus resultierend mein Verhalten zu ändern.

Dummerweise muss ich mir allerdings eingestehen, dass es Muster gibt, die sich wiederholen, und als hätte ich das Geschehene zwar begriffen, tappe ich dennoch hin und wieder in dieselbe Falle, obwohl ich mir ganz fest vorgenommen habe, dass mir genau dies oder jenes nie mehr passieren werde.

Oft betrifft es mein überdimensionales Bedürfnis, anderen zu helfen. Aber warum benenne ich überhaupt den Akt der Hilfeleistung als »Falle«?

Ich habe mir einige Male in letzter Zeit die Kritik anhören müssen, dass ich wohl versuche, ein »Gutmensch« zu sein, vor allem, wenn ich über soziales Engagement sprach oder schrieb, und war und bin verärgert und empört darüber, denn das Wort »Gutmensch« ist leider eher negativ belastet, dabei sollte es doch für jeden Einzelnen erstrebenswert sein, ein »guter Mensch« zu werden oder am besten gleich »zu sein«.

Dass es immer wieder Menschen gibt und geben wird, die das im negativen Sinne für sich auszunutzen wissen, ist traurig, manchmal tragisch, aber letztlich wohl unbestritten. Ist also die eigentliche »Falle« möglicherweise einzig das menschliche Gegenüber?

Wie auch immer es ist, ich kann und werde mich niemals dafür rechtfertigen oder schämen, dass in mir etwas zutiefst glauben will, an etwas Gutes glauben will, und bin ich in einer Situation von Menschen enttäuscht worden, möchte ich es dem Nächsten, der durch die Tür kommt, nicht vorwerfen, dass sein Vorgänger »verbrannte Erde« hinterlassen hat.

Viele meiner Erfahrungen geben mir dabei recht und bestätigen diesen Gedanken und somit auch mein Handeln. Immer wieder aufs Neue, denn ich hege die Überzeugung, dass nahezu jeder eine Chance verdient, manchmal sogar eine zweite. Ausnahmen bestätigen natürlich die Regel, und so habe auch ich eine dieser »Leichen im Keller«, einen Menschen, für den es bisher in mein Leben absolut kein Zurück mehr zu geben scheint.

Dennoch habe ich mich immer wieder im Verzeihen und Vergeben geübt und kann und möchte das Leben nur so begehen, auch wenn es dadurch keinesfalls leichter wird.

Spannender allemal, denn diese Entscheidung bedeutet, vielleicht sogar öfter als einmal über seinen eigenen Schatten springen zu müssen, was ich nur jedem wärmstens empfehlen kann.

In den vielen unterschiedlichen Gesprächen der letzten Jahre, vor allem mit älteren Menschen, hat sich etwas herauskristallisiert, das mir sehr zu denken gegeben hat.

Der Spruch dazu heißt: »Wer A sagt, muss auch B sagen«, was für diese Menschen nahezu gleichbedeutend damit ist, dass sie ihre Meinung keineswegs mehr ändern oder angleichen werden, egal, was passiert.

Eine Entscheidung, die oft auf allen Seiten viel Leid hinterlässt, viel Traurigkeit.

Bei näherer Betrachtung der Themen allerdings, die dazu geführt haben, zum Beispiel den Kontakt zu einem Menschen komplett abzubrechen oder zumindest nicht aufrechterhalten zu wollen, hat sich allerdings meist herausgestellt, dass es sich um ein Missverständnis gehandelt hat, oder um einen klitzekleinen Riss, der wahrlich zu kitten gewesen wäre.

Ich bin allerdings auch nicht esoterisch genug, um zu glauben, dass dies mein Karma sei, das sich in vorhergegangenen Leben schon abgezeichnet hat, unweigerlich für mich vorgesehen, und ich daher den Lauf der Dinge im »Hier und Jetzt« nicht aktiv verändern kann, eben alles so akzeptieren muss, wie es geschieht.

Oder doch?

Nein! Ich nehme das Leben tagtäglich weiter »bei den Hörnern«, stelle mich, finde mich ein, wohlgemerkt nicht »ab«, und suche nach einem Weg, der das Leben lebenswert macht. Für mich, aber auch für andere, indem ich das, was mir begegnet, in mir aufnehme, und wenn ich es für verbesserungswürdig erachte, versuche, wenn möglich, zu verbessern.

Und meine Erfahrung ist: Irgendwas geht immer.
Ist doch was.

3

Als mein Vater mich vor vielen Jahren am Telefon fragte, warum ich eigentlich mein Vermögen in den Sand gesetzt habe, behauptete ich, ich wisse es nicht genau, obwohl ich es natürlich hätte beschreiben können. Ich wusste ja, wie ich mich verhalten hatte, was ich wann gemacht und wo ich mich gegen mich entschieden hatte, gegen mein Bauchgefühl, gegen mein besseres Wissen, gegen nahezu alles, was ich gelernt hatte, aber wer wird schon gern nach der größten Misere seines Lebens gefragt und daran erinnert?

Ich selbst konnte mir mein Versagen zwar eingestehen, meine Hingabe mit allem Drum und Dran, meine fehlende Einschätzung, meinen fast exzentrischen, vor allem aber fast bis zur Selbstaufgabe zerstörerischen Drang, mein Wort und somit mein Versprechen, das ich gegeben hatte, zu halten, mir aber zu verzeihen, dass ich so weit gegangen war und bin, nahezu alles zu verlieren, was ich mir in vielen Jahren hart erarbeitet hatte, fällt mir auch heute noch manchmal schwer.

Dann hadere ich kurz mit mir, mein Gesicht bekommt mindestens eine Falte mehr, aber sehr schnell komme ich zu mir zurück und gehe weiter, Schritt für Schritt, schüttle mich, werfe den Kopf in den Nacken, wissend, es gibt kein Zurück. Es geht immer nur vorwärts.

»Du warst schon immer so«, hatte mein Vater damals am Telefon gesagt. »Als du klein warst, haben wir dich oft mitgenommen, zu

Freunden oder auf Reisen. Meist hast du dann eine Tafel Schokolade geschenkt bekommen.«

Ich erinnere mich gut an die leckere Milka-Schokolade, die man erst aus dem starren, lilafarbenen Papier herausholte und dann mühsam aus dem eingeschweißten Stanniolpapier befreien musste.

»Du hast die Tafel dann in viele kleine Teile zerbrochen, bist losgelaufen und hast jedem davon ein Stückchen angeboten. Am Ende war kein Stückchen mehr für dich übrig.«

»Aha. Und was habe ich dann gemacht?«

»Du hast mich mit großen Augen angesehen.«

»Und was hast du gesagt?«

»Ich habe gesagt: Katy, erst nimmt man sich selbst ein Stückchen, und dann erst verteilt man, wenn man es möchte, den Rest an die anderen.«

»Schade, dass du mir diese Geschichte erst jetzt erzählst«, hatte ich erwidert, »sie sagt wirklich viel über mich aus. Vielleicht hätte ich mit diesem Wissen an mancher Stelle anders entschieden. Aber es ist, wie es ist.«

Diese Geschichte in einem der seltenen längeren Telefonate mit meinem Vater sagte in Wahrheit nicht nur viel über mich aus, sondern vor allem über ihn.

In seinem Leben kam er immer an erster Stelle und alle anderen danach, in meinem Leben kam ich eigentlich immer erst an zweiter Stelle.

Ich wollte und musste also unbedingt endlich lernen, die Nummer 1 in meinem Leben zu werden und zu sein.

Aber wie macht man das?

Eine langjährige Freundin riet mir vor Jahren, mich jeden Morgen vor den Spiegel zu stellen und laut zu sagen:

»Du bist die Königin.«

Das natürlich am besten gleich mehrfach hintereinander, bis das »Mantra« mein Inneres erreichen und ausfüllen würde. Ich habe es eine Weile versucht und tatsächlich stellte sich schon nach kurzer Zeit ein Gefühl größeren Selbstwertes ein.

Das ist allerdings schon sehr lange her, ich glaube, ich fing damals an, mich dabei zu langweilen. Aber jetzt, wo es mir gerade in den Sinn kommt, könnte ich es eigentlich mal wieder in meine tägliche Routine aufnehmen.

Aber zurück. »Nein« sagen zu lernen, wurde eine der größten Herausforderungen, die ich leider bis heute nicht beherrsche. Entscheidungen habe ich mir schon in meiner Jugend nie wirklich leicht gemacht, denn ich habe sie gefühlt mein ganzes Leben lang allein treffen müssen, oft ohne Beratung, ohne ein Gegenüber, ohne einen Sparringspartner, ohne den Schutz wärmender Arme, in die ich kriechen oder fallen konnte, wenn etwas schieflief.

Alles in allem habe ich einfach versucht, gewissenhaft mit mir, meinem Leben und dem Leben anderer umzugehen, was mir leider bei anderen bis heute immer noch besser gelingt als bei mir selbst. In gewissen Bereichen bin ich einfach extrem empfänglich, vor allem wenn es um Kinder, ältere Menschen und Tiere geht.

Anstrengend und nervig, weil ich dann auch zu einem gewissen Korinthenkackertum neige, aber so ist es nun mal, und ich kann und komme irgendwie nicht aus meiner Haut.

Glücklicherweise bin ich mit vielen Tieren aufgewachsen und hatte immer eine große Zuneigung zu den unterschiedlichsten Arten.

Als ich noch klein war, hatten wir Hamster, Schildkröten, Wellensittiche, Meerschweinchen und einen schwarzhaarigen Mischlingshund namens Toxi.

Toxi war in der Nachbarschaft in Duisburg zur Welt gekommen, als ich circa sechs Jahre alt war.

Ich hatte von meinen Freundinnen, die in meiner Straße wohnten, gehört, dass es »um die Ecke« einen Wurf gab, aber ich hatte die kleinen Hunde bis dato nie gesehen.

Eines Tages erzählte mir jemand auf der Straße, dass alle Welpen bis auf einen inzwischen abgegeben worden waren, aber für dieses eine kleine Hündchen, das angeblich so hässlich war, dass es niemand haben wollte, wurde noch dringend ein Besitzer gesucht.

Da die Familie aber nur einen Hund halten durfte, müsse der Kleine ganz schnell weg, sonst würde man ihn ertränken.

Ich war von dieser Erzählung so geschockt, dass ich spontan beschloss, das Hündchen aufzunehmen.

Natürlich hatte ich zu Hause niemanden um Erlaubnis gefragt. Ich klingelte bei den Nachbarn, bat darum, mir das Hündchen ansehen zu dürfen, war sofort schockverliebt in das kleine, pelzige Wesen, das mir fröhlich entgegenlief, und da ich auf die Frage, ob meine Eltern mir erlaubt hätten, ein Hündchen zu halten, einfach »Ja« gesagt hatte, gab man mir das Tierchen. 1968 war das kein Problem, heute natürlich undenkbar und das ist auch gut so.

Zu Hause angekommen, schummelte ich Toxi zu mir ins Zimmer, nahm ein gehäkeltes rotes Bändchen als Leine, und erst dann führte ich das kleine schwarze, vielleicht neun oder zehn Wochen alte Bündel meiner Mutter vor, nicht ohne dazu die dramatische Geschichte des bevorstehenden Mordes zu erzählen und damit das Herz meiner Mutter zu erweichen. »Dein Papa wird das nicht gut finden«, hat sie gesagt, aber Papa war wieder einmal nicht da, und ja, als er zurück war, fand er es auch nicht gut.

Vor allem, da Toxi sich nicht nur an den Tapeten, sondern auch an seinen Schuhen zu schaffen machte. Dennoch durfte Toxi bleiben und hat uns viele Jahre große Freude bereitet.

Ich glaube, in mir manifestierte sich damals der Gedanke, dass ich unserer Hündin Toxi das Leben gerettet und somit eine gute Tat vollbracht hatte.

Und natürlich erinnere ich mich auch intensiv daran, wie ich meinen ersten Wellensittich bekam.

Meine Schwester hatte schon einen Wellensittich, der gelb und grün schillerte. Aber Wellensittiche sind nicht gern allein, schon gar nicht in Gefangenschaft, und daher beschloss meine Mutter, dass ich zu meinem Geburtstag auch einen haben dürfe. Manche Tiere wurden damals noch auf dem Markt angeboten, und so ging meine Mutter eines kalten Tages mit mir über den Markt, und wir hielten an einem Stand, an dem sich viele Vögel in unterschiedlichen Käfigen und Volieren befanden. Während die Vögel auf unterschiedlichen Stangen saßen und manche davon tirilierten, hing ein Vogel einfach nur mit den Krallen an den Stäben der Seitenwände und zitterte herzzerreißend.

Er schimmerte helllila und die Federn unter seinem kleinen Bäuchlein waren fast silbern. Den wollte ich.

Den oder keinen. Dieses Häufchen Elend würde ohne mich keine Überlebenschance haben, dessen war ich gewiss.

Ich weiß noch genau, wie meine Mutter mich davon zu überzeugen versuchte, mir ein anderes Vögelchen auszusuchen.

Sie bemerkte natürlich, wie geschwächt das Tier war, und ich meine mich zu erinnern, dass sie mir erklärte, dass dieser Wellensittich womöglich krank sei und nicht mehr lange zu leben habe. Ich bestand darauf, so klein, wie ich noch war, dass wir diesen Vogel mitnehmen.

In einem Schuhkarton, in den vorne ein breiter Schlitz geschnitten worden war, groß genug zum Atmen, zu klein zum Flüchten, trug ich mein Vögelchen nach Hause, während die Krallen meines neuen Haustieres durch den Schlitz hervorlugten, als klammere er sich an Licht und Leben.

Dieses Vögelchen kam schnell wieder zu Kräften und hatte es zu Lebzeiten gut bei uns, so gut es einem Vögelchen in Gefangenschaft eben gehen kann.

Wenn ich heute zurückschaue, fühlt es sich so an, als habe ich mein bisheriges Leben lange unter dem Deckmäntelchen des »Rettenwollens« gelebt.

Irgendwie wollte ich alle retten, die aus ganz unterschiedlichen Gründen in mein Leben traten, mir teils leidtaten und so mein Mitgefühl erzeugten.

Daher ist die Bilanz meiner »Retterliste« ziemlich lang, auch wenn mir das Retten natürlich nicht immer gelang.

Dann war es frustrierend zu sehen, dass ich trotz intensiv eingesetzter Energie scheiterte.

Wie zum Beispiel bei der jungen Prostituierten, die mich vor vielen Jahren spät abends in einem Café ansprach und mich um Hilfe bat, mich bat, sie zu retten, als ihr Freund und Zuhälter, wie sie mich wissen ließ, gerade kurz den Tisch verlassen hatte, um auf die Toilette zu gehen. Irgendwann ist er dann nach einem heftigen Streit gegangen, sie hat sich mit ihrem kleinen Hündchen, einem Chihuahua, zu mir gesetzt und mich flehentlich gebeten, sie aus ihrer Hölle zu befreien.

Ich hatte direkt einen Plan für sie »gestrickt«, nachdem sie mir kurz ihre Lebensgeschichte erzählt und ich sie gefragt hatte, wie sie sich ihr zukünftiges Leben vorstelle.

Tierpflegerin wolle sie werden, das wäre ihr Traumberuf, hatte sie mich wissen lassen.

Damit sie schon in der Nacht nicht mehr zu ihrem Zuhälterfreund zurückmusste, was sie keinesfalls wollte, wie sie mir in ihrem schicken Pelzmäntelchen beteuerte, hatte ich ihr sofort Geld für die Übernachtung im Hotel und für den kommenden Tag gegeben, dazu meine Telefonnummer, auf der sie mich am kommenden Nachmittag erreichen konnte. Die schlaflose Nacht über hatte ich überlegt, wie ich ihr helfen könne. Gleich morgens machte ich einige Telefonate, hatte also alle mir möglichen Hebel in Bewegung gesetzt, und tatsächlich hatte ich bis zum Nachmittag zumindest erreicht, dass sie sich für einen Ausbildungsplatz in einem Tierheim bewerben durfte.

Ich war mächtig stolz, als sie anrief, und freute mich über meine »guten Nachrichten«, aber zu meinem großen Erstaunen interessierte sie das alles überhaupt nicht.

Im Gegenteil. Sie blies alles ab, da sie ihren Freund und Zuhälter doch liebe, wie sie mir lang und breit erklärte, auch auf die schönen Klamotten und die Geschenke, die er ihr machte, nicht verzichten wolle, um mich dann noch wissen zu lassen, dass man ja schließlich als Tierpflegerin gar nicht so viel Geld verdienen würde.

Ich habe nie mehr etwas von ihr gehört.

Oder die junge Obdachlose, die ich von der Straße holte, der ich übergangsweise in der Nähe meiner Wohnung ein Zimmer gemietet hatte, um mich von da an um sie zu kümmern.

Nie werde ich vergessen, wie sie die erste Nacht schlaflos verbrachte und mir zitternd und weinend, vor allem aber dankbar am nächsten Morgen erzählte, dass sie endlich einmal ungestört duschen konnte, um dann in die frische Unterwäsche und Kleidung zu schlüpfen, die ich ihr mitgebracht hatte.

Ihr Lächeln war mein Lohn, ihr Glück meine Freude.

Ich begleitete ihren Weg fast ein Jahr lang, wir trafen uns oft, schrieben uns Mails, wenn sie irgendwo unterwegs war und nur aus einem Internetcafé Kontakt zu mir aufnehmen konnte, ich half ihr, ihre Papiere für die Stütze zu beantragen, später dann einen Job zu finden und auch eine Wohnung, für die ich die Kaution übernahm, und natürlich versorgte ich sie mit Kleidung, Geld und Essen, bis sie ihr erstes Gehalt bekam. Sie arbeitete in einer Metzgerei, ein Knochenjob mit unterschiedlichen Schichten, die ihr zu schaffen machten, aber sie beschwerte sich nicht, war pünktlich, zuverlässig und freute sich, dass sie ein Stückchen weit wieder ihr Leben zurückbekommen hatte.

»Das Leben auf der Straße ist viel teurer, als wenn man einen festen Wohnsitz hat«, hatte sie oft gesagt, »denn für alles braucht man Geld, für die Toilette oder wenn man seine Kleidung waschen muss und auch, wenn man sich etwas zu essen kauft. Es gibt oft nur große Packungen, und da ich keinen Kühlschrank besitze, verdirbt mir vieles davon. Dazu kosten die Übernachtungen in den Missionen, wenn ich es mal nicht aushalte, draußen zu schlafen, weil ich Angst habe.«

Etwa ein halbes Jahr vor Beginn der Pandemie verlor sich ihre Spur, oder ich verlor sie irgendwie. Alle Versuche, sie zu finden, scheiterten, und auf meine Mails bekam ich keine Antworten mehr. Eine Zeit lang war ich enttäuscht, dass ich nichts von ihr hörte. Dann machte ich mir Sorgen. Die Sorge hat bis heute überwogen, und auch wenn ich hoffe, dass sie sich irgendwann wieder bei mir meldet, hat sich ein ungutes Gefühl bei mir eingeschlichen. Sie hatte damals große gesundheitliche Probleme, und sollte sie noch leben, gibt es für sie vielleicht keine Möglichkeit, sich bei mir zu melden. Geht es ihr gut? Ist sie zurück auf der Straße? Hat sie mit ihrem alten Leben abgeschlossen und ist jetzt glücklich? Hat ihre Familie sie nach über vier Jahren auf der Straße vielleicht wieder aufgenommen oder ist doch etwas Schreckliches passiert? Ob ich die Antwort auf meine Fragen jemals erfahre, weiß nur der Wind. Dennoch ist auch heute in mir folgender Gedanke: Ich würde es wieder tun! Mein Herz hatte damals entschieden, dass ich ihr vielleicht wirklich helfen könne, weil sie das wirklich wollte und all ihre Energie darangesetzt hatte, sich ins Leben zurückzurobben.

Das verdient einfach Respekt. Meinen zumindest!

Und nein, natürlich habe ich die Kaution nie zurückerhalten.

Innerlich hatte ich dieses Geld einfach sofort abgeschrieben, nachdem ich es überwiesen hatte.

»Du konntest ja eigentlich nie mit Geld umgehen«, war dazu die knallharte Aussage meines Vaters, was ich als eine absolute Frechheit empfand, da er überhaupt nicht an meinem Leben teilnahm und auch nahezu nichts über mich wusste.

Obwohl, und da muss ich ihm recht geben, Geld für mich tatsächlich dazu diente, es auch mit anderen zu teilen, ich hasse Geiz und geizige Menschen, liebe es immer, großzügig zu sein und mit meinem Geld immer auch etwas Gutes zu tun, wie auch mit meiner Zeit, meiner Hilfe und meinem menschlichen Einsatz.

Und so reihen sich meine erlebten Geschichten fast nahtlos aneinander: von einem langjährigen Freund, der sich seiner Schulden wegen das Leben nehmen wollte und dem ich diese Schulden im fünfstelligen Bereich komplett bezahlte, damit er seinem Leben, wie er sagte, wieder einen Sinn geben konnte, über Frauen, die ich ins Frauenhaus begleitete, Menschen, die auf der Straße leben und die ich nach wie vor versorge, bis hin zu der kleinen Kneipe um die Ecke, für die ich mit Nachbarn zusammen Geld für den Wiederaufbau sammelte, nachdem ein Brand fast das ganze Lokal zerstört hatte.

Und so ist es für mich überhaupt nicht verwunderlich, dass ich, als mich die zweite Frau meines Vaters um Hilfe bat, versuchte zu helfen.

4

»Hallo, Katy, wo steckst du gerade?«

Ich hatte auf dem Display Mariannes Namen gelesen und war sofort ans Telefon gegangen. Tatsächlich saß ich an diesem 14.12.2018 bei Freunden in Düsseldorf.

Marianne war meine Stiefmutter, wenn man das überhaupt so nennen kann, da meine Mutter ja noch lebt, war wesentlich jünger als mein Vater, und da sich mich nie anrief, vermutete ich, es sei etwas Ernstes.

»Düsseldorf, wieso?«

»Dein Vater ist im Krankenhaus.«

»Ich weiß! Überraschung! Ich wollte ihn eigentlich am Samstag besuchen!«

»Oh, wie schön! Dann sehen wir uns dann.«

»Ja! Ich freue mich«, log ich, denn Treffen mit meinem Vater und Marianne waren für mich eher Höflichkeitstermine, denen ich meist lieber aus dem Weg ging, »auch wenn es jetzt leider keine Überraschung mehr ist.«

»Ich freue mich auch!«

Ich legte den Hörer auf und mich beschlich ein komisches Gefühl. Ging es meinem Vater vielleicht schlechter, als ich dachte?

Immerhin war er zu diesem Zeitpunkt schon sechsundachtzig Jahre alt, und da kann es schon mal vorkommen, dass man den Planeten verlässt. Ich hatte mir in den letzten Jahren oft vorgestellt, wie es sein würde, wenn ich, nahezu allein, da er inzwischen mit allen anderen Familienmitgliedern gebrochen hatte, an seinem Grab stehen würde, und mir die Frage gestellt, ob ich wohl weinen oder ihn vielleicht vermissen würde. Da ich allerdings »nah am Wasser gebaut« bin und man mich im Freundeskreis als »emotionalen Brocken« bezeichnet, vermutete ich, dass ich sicher ein paar Tränchen »verdrücken« würde, aber wie und warum sollte ich jemanden vermissen, den ich kaum kannte? Ich hatte mir schließlich wie die wenigsten meine Familie selbst ausgesucht und meine eigentliche Familie waren immer meine Freunde gewesen.

Eine »Wahlfamilie« sozusagen, die ich allerdings in den letzten Jahren auch nicht wirklich »gepflegt« hatte, da ich ja eher seit geraumer Zeit, oder eigentlich schon immer, als »einsamer Wolf« durch die Lande streife, mich in Arbeit stürze und so immer eine sehr gute Ausrede dafür habe, warum ich wenig Zeit mit meinen Freunden verbringe.

Ich hatte meinen Vater am 12.5.2018, also an seinem Geburtstag, das letzte Mal gesehen, aber erst vor Kurzem mit ihm telefoniert. In den letzten Jahren hatte er sich vermehrt um Kontakt bemüht, aber meist ging ich nicht ans Telefon und in den seltensten Fällen rief ich zurück.

Wenn ich mich dennoch aufraffte und doch zurückrief, endeten unsere Telefonate meist im Streit, denn die geballte Ladung Wut und Enttäuschung über ihn und sein Verhalten mir und der Familie gegenüber entlud sich bei mir oft sehr schnell, und eigentlich wollte ich schon lange nichts mehr mit ihm zu tun haben.

Schon das Abhören seiner Nachrichten nervte mich enorm, denn es begann meistens mit »Ja, hallooooo«, mit einem sehr langgezogenen »o«, als bekomme man dafür besonderen Applaus, gefolgt von »Hier spricht dein Alter. Tja, ich lebe noch. Du kannst dich ja mal melden!«.

Dabei klang sein Ton immer arrogant und das Wort »Alter« hasste ich eh wie die Pest.

Ich nannte meinen Vater immer »Papa«, aber jede Karte, die er schickte, nachdem sich meine Eltern getrennt hatten, als ich acht Jahre alt war, unterzeichnete er mit »Dein Alter«. Ich habe mich nie über diese Karten gefreut, denn sie fühlten sich meist unpersönlich an, kamen von irgendeinem schönen Ort der Welt, an dem er gerade verweilte und an den ich selbst wohl nie reisen würde, und gezeichnet mit »Dein Alter« machte es wahrlich nicht besser.

Mein »Alter« hatte seit Ende der 60er-Jahre eine Geliebte, von der seine Arbeitskollegen natürlich wussten, aber da er ja unter der Woche im Ausland arbeitete und meist nur am Wochenende nach Hause kam, fiel das anscheinend, zumindest im privaten Bereich, niemandem auf.

Da er sich als zweites Kind nach meiner fünf Jahre älteren Schwester einen Jungen gewünscht hatte, trug ich von klein an die Haare sehr kurz, und auf allen Bildern, die ich von mir als kleines Mädchen kenne, sehe ich eigentlich aus wie ein kleiner Junge, während meine Schwester mit langen, geflochtenen Zöpfchen glänzt.

Ich denke manchmal, dass dieser Wunsch meines Vaters nach einem männlichen Nachkommen sich irgendwie in mir manifestiert haben muss, denn obwohl ich meine »Kullerträne« liebte, eine Puppe, die »weinte«, wenn man ihren Arm nach unten bog, wenn man vorher ein innenliegendes Fläschchen mit Wasser gefüllt hatte (wobei man sich wirklich fragen muss, wer so etwas Trauriges erfindet), interessierte ich mich auch schon früh für Autos.

Vielleicht kam es daher, dass wir als Kinder, wenn wir in Urlaub fuhren und gelangweilt auf der Rückbank saßen »Ich sehe was, was du nicht siehst« spielten und »Kennzeichen« errieten, oder daher, dass ich mich an das Geräusch des Einfahrens seines Autos in unsere Garage als ein wärmendes, familiäres Gefühl erinnere, oder aber einfach nur daher, dass mein Vater, solange ich denke kann, immer sehr stolz auf die Autos war, die er fuhr. Das Auto war damals wie heute ein wichtiges Statussymbol und auch meinem Vater war »Status« unendlich wichtig.

Zu dem Zeitpunkt, von dem ich jetzt erzähle, fuhr mein Vater einen wunderschönen hellblauen Mercedes, eine »Heckflosse« mit glänzendem Chrom oben auf den Flossen, mit dem Kennzeichen DU-DK 46. »DU« bedeutete natürlich Duisburg, während »DK« für Dieter Karrenbauer stand. Sechsundvierzig Jahre alt war er zu diesem Zeitpunkt jedenfalls nicht, denn ich war sieben Jahre alt, und als er mich bekam, war er dreißig.

Meine liebe Freundin Sybille und ihr Großvater hatten mich zu einem Spaziergang am Rhein eingeladen, wir wollten den Hund spazieren führen und so trotteten wir bei Sonnenschein am Rheinufer entlang. Als wir zum Wagen zurückgingen, um nach Hause zurückzufahren, sah ich plötzlich das Auto meines Vaters.

Ich freute mich riesig, denn ich hatte meinen Vater »gefühlt« lange nicht gesehen. Zu Hause angekommen, erzählte ich meiner verwunderten Mutter von dem großen Glück, dass »Papa« da sei und dass ich sein Auto gesehen hatte.

»Das kann nicht sein«, antwortete sie warm. »Dein Papa ist in Gent.«

»Doch«, bestand ich auf dem Gesehenen, »Papa ist da. Ich habe das Auto genau erkannt. DU-DK 46.« Sie versuchte mich davon zu überzeugen, dass ich mich irrte, aber das kleine Steinbockmädchen ließ nicht locker, bis sie endlich fragte, wo ich das Auto denn gesehen habe.

Ich beschrieb ihr die Stelle am Rhein, und sie bestellte ein Taxi und fuhr mit mir genau dorthin, wo ich den Wagen gesehen hatte und wo er auch tatsächlich stand. Vor dem Auto meines Vaters parkte ein sehr auffälliges Fahrzeug, ein goldener Ford Capri, den meine Mutter irgendwoher kannte. Woher genau, wusste sie allerdings nicht.

Und so ging sie mit mir an der Hand von einem Haus zum nächsten, schaute auf die Klingelschilder, suchte nach irgendeinem Hinweis, einem Namen, suchte in ihrer Erinnerung, wo und was auch immer. Dann fragte sie einen älteren Herrn, der gerade aus der Haustür des Hauses kam, vor dem wir standen, ob er vielleicht wisse, wem der goldene Wagen gehöre.

»Marianne Heck«, sagt der Mann höflich und zeigt auf den benachbarten Hauseingang. »Sie wohnt hier direkt nebenan.«

Eine steinerne Treppe, nackte Wände, eine weiße Tür mit einem Fischauge.

Meine Mutter, die recht klein ist, duckt sich, als könne man sie dann nicht durch das Fischauge erkennen. Innen hört man Geräusche, ein Schlüssel wird gedreht, und eine große, schlanke Frau in einem bunten Morgenmantel, einen Handtuchturban um die nassen Haare geschlungen, öffnet die Tür.

»Wo ist mein Mann?«, höre ich meine Mutter sagen, »ich will meinen Mann wiederhaben«, und ohne auf eine Antwort zu warten, mich fest an der Hand, drückt meine Mutter die Tür auf, schiebt die große Frau beiseite und läuft mit mir links durch einen Flur in eine Single-Küche.

Ein Tisch, zwei Stühle.

Mein Vater steht nackt in einem Türrahmen, dahinter im Raum ein zerwühltes Bett, er springt, wie in einem wirklich schlechten Film, hinter den Vorhang, der die Küchenzeile verdeckt, nur noch der Kopf guckt raus, meine Mutter schiebt mich zurück in den Flur und »parkt« mich in einem kleinen Badezimmer, ich weine, meine Mutter schreit irgendwo, ich werde aus dem Bad geholt, steinerne Treppe, Autotüren, Rücksitz.

»Erika, ich …«, doch weiter kommt mein Vater nicht, denn sie fällt ihm ins Wort, zischt: »Nicht vor dem Kind«, er fährt, er schweigt, sie schweigt, ich höre beide laut atmen, ich weine still.

Filmriss!

Ich bin acht Jahre alt, meine Schwester dreizehn, der InterRent-Lkw hat unsere Kinderzimmer geladen, wir reisen ab, wir fahren, wir weinen, wir werden nicht wiederkommen.

Ich habe meinen Vater verraten. Ich bin schuld, dass meine Eltern sich getrennt haben. Ich werde diese Schuld mein Leben lang mit mir herumtragen, und es ist vollkommen unwichtig, ob ich schuldig bin oder nicht. Meine Kinderseele hat das so entschieden. Meine Kinderseele sagt: »Du hast deinen Papa verraten und jetzt hat er dich nicht mehr lieb.« Meine Kinderseele weint und wünscht sich, dass alles wieder gut wird. Mein Kinderherz, mein Papaherz will nach Hause. Aber meine Kinderseele ruft: »Selbst schuld!«

Wir fahren. Hunderte von Kilometern. Immer weiter. Immer weiter. In den Norden. Es gibt kein Zurück!

Finde dich ab.

5

Bei unserem Telefonat wenige Wochen vor Mariannes Anruf hatte mein Vater mir erzählt, dass er zeitnah zum »Entwässern« ins Krankenhaus müsse. Er hatte vor einem Jahr eine neue Herzklappe bekommen und jetzt hatte sich sehr viel Wasser in seinen Beinen gebildet.

Bei einer neuen Herzklappe läuft ein Patient ja immer Gefahr, dass sich Wasser in der Lunge bildet, was tödlich sein kann, daher ist es wichtig, die Bildung des Wassers im Körper genau zu beobachten.

»Kein großes Ding«, meinte er dennoch am Telefon, und man muss wissen, dass mein Vater als »harter Brocken« oder »harter Hund« bezeichnet wird, der scheinbar vor nichts und niemandem Angst hat, selten Emotionen zeigt, wenig Mitgefühl, nicht jammert und auch Schmerzen scheinbar »einfach wegsteckt«. Und während ich all das schreibe, denke ich, dass das zwar meine Wahrnehmung aus der wenigen Zeit ist, die ich mit meinem Vater verbracht habe, und aus den seltenen Telefonaten, die wir führten, dass ich ihn aber in Wirklichkeit kaum kenne, diesen Menschen, den ich Papa nenne.

Am Ende des Telefonats sagte er: »Komm doch mal für drei Tage vorbei.«

Ich lachte. »Drei Tage? Wie kommst du denn darauf? Ich war nie mehr als einen Tag bei euch. Na ja, mal sehen, was sich machen lässt!«

Seit fünfzig Jahren habe ich zu meinem Vater und meiner Stiefmutter kaum Kontakt. Obwohl, nach der Trennung meiner Eltern nahmen er und Marianne mich und meine ältere Schwester gnädigerweise einmal im Jahr an Weihnachten für circa zehn Tage mit in den Skiurlaub nach St. Johann am Wilden Kaiser. Bis ich vierzehn wurde und einfach keine Lust mehr hatte, an den »heiligen Tagen« brav am Tisch in Tirol zu sitzen, Fondue zu essen, mich für meine Kleidung kritisieren lassen zu müssen und an meinem Geburtstag an Silvester nach dem Neujahrsskispringen ins Bett geschickt zu werden, weil ich irgendwie die Silvesterparty störte.

Oder meinem Vater, einem sehr guten Skiläufer, der mich bis heute auf den alten Fotos an Toni Sailer erinnert, dabei zuzusehen, wie er »wedelnd« auf der Piste von dannen rauscht, während wir anderen nicht so genau wissen, wie wir die steilen Buckelpisten runterkommen sollen. Ich meist nahezu auf dem Hintern, während mein Vater noch mal schnell, bevor er außer Sicht gerät, mit den Skistöcken wedelt.

Wie oft habe ich mir insgeheim gewünscht, er würde vor mir herfahren und mir zeigen, wie man diese Pisten bezwingt, wie andere Väter das tun. Aber daran hatte mein Vater nie wirklich Interesse. Irgendwie wollte er ja eh nie wirklich »Vater« sein und machte auch keinen Hehl daraus, dass er sich in dieser Position nicht gefiel. Seine Kinder passten einfach nicht in sein Leben. Anfangs nicht. Und später auch nicht.

An jenem Samstag fahre ich also ins Krankenhaus nach Duisburg. Marianne sitzt auf dem Bett meines Vaters und beide freuen sich über meinen Besuch.

Wir reden über dies und das, bis Marianne mir erklärt, dass es ihr auch nicht gut gehe und dass sie gern ihre Gesundheit checken lassen wolle. Sie könne einfach seit Tagen nichts mehr essen und auch das Trinken falle ihr schwer.

Als ich am Abend zurück in Düsseldorf bin, ruft sie mich nochmals an und meint, die Ärzte des Krankenhauses hätten sie gebeten, ein paar Tage für einige Untersuchungen stationär dort zu bleiben.

»Mach das doch! Wenn es dir nicht gut geht, solltest du dich um dich kümmern«, rate ich ihr freundlich.

»Ich hab ja nichts anzuziehen für hier.«

»Dann fahr doch schnell nach Hause und hol dir etwas.«

»Na gut. So mache ich es.«

Das große, wunderschöne Huf-Haus, ein Fertighaus mit viel Holz und Glas, fast wie ein Fachwerkhaus, mit einem herrlichen Garten, unverbaubarem Blick, großen Terrassen und den zwei Fischteichen, einer davon mit Kois, der andere mit Goldfischen, liegt immerhin nur einen Steinwurf vom Krankenhaus entfernt.

Am nächsten Tag lässt sie sich in das Zimmer meines Vaters einweisen, ein großes Familienzimmer und eigentlich für vier Patienten gedacht, das sie beide für sich allein haben.

Sonntag ruft sie mich ebenfalls von dort aus an.

»Ich bin jetzt hier mit deinem Vater auf einem Zimmer und lasse mich ab morgen durchchecken. Ach, wird schon nichts Schlimmes sein. Ich komme gerade erst vom Tennis, da werde ich ja jetzt nicht todkrank sein!«

»Sicher nicht!« Ich lache. »Lass dich einfach ein bisschen verwöhnen, ruh dich aus und komm schnell wieder auf die Beine.«

»Mach ich! Aber was ist mit deinem Vater? Der darf eigentlich schon am Montag das Krankenhaus verlassen. Aber wer kümmert sich zu Hause um ihn? Könntest du das vielleicht tun? Zwei Tage, maximal drei, dann bin ich sicher wieder da. Was meinst du? Passt das für dich?«

Ich überlege kurz. Dann höre ich mich sagen:

»Weißt du, Marianne, du und Papa, ihr habt mich nie um etwas gebeten. Ich habe zwar erst ab Dienstag Zeit, aber ja, ich mache das. Du kannst dich drauf verlassen. Aber vielleicht darfst du ja selbst auch schon am Montag wieder raus. Melde dich einfach, gib mir Bescheid, und wenn du noch bleiben musst, buche ich einen Flug und komme.«

Ich flog noch am selben Nachmittag zurück nach Hause, denn ich hatte am Montag einen wichtigen Termin in Berlin.

Am frühen Morgen des Montags rief sie an und bat mich, meinen Vater am Dienstag aus dem Krankenhaus zu holen. Man hatte bei ihr inzwischen eine Magen-Darmspiegelung vorgenommen, weitere Untersuchungen sollten folgen und sie fühlte sich sehr schlapp.

Ich hielt, wie immer, mein Versprechen und buchte, flog Dienstagmorgen wieder zurück nach Düsseldorf, nahm ein Taxi zu ihrem Haus, holte den Autoschlüssel bei den Nachbarn ab und fuhr ins Krankenhaus. Mein Vater saß schon ungeduldig auf seiner Reisetasche. Sie sah mich dankbar an. Da ich die Entlassungspapiere brauchte, ging ich zur Stationsschwester.

»Muss ich noch etwas wissen?«, frage ich kess, ohne eine Antwort zu erwarten.

»Na ja. Ihr Vater ist fortschreitend dement. Das Alter.«

»Aha! Und was genau bedeutet das?«, will ich wissen.

»Er ist orientierungslos, teilweise aggressiv ... Wir hatten da so unsere Probleme mit ihm.«

Schöne Scheiße.

»Weiß er ...?«

»Nein, ich glaube nicht.«

Wir verabschieden uns von Marianne, und ich verspreche, später noch mal zu kommen, ihr neue Zeitschriften zu bringen und nach ihr zu sehen, bringe meinen Vater zum Auto, helfe ihm einzusteigen und fahre mit ihm nach Hause. Dort macht er es sich direkt auf dem großen blauen Sofa mit Blick in seinen wunderschönen Garten bequem, während ich in der Vitrine nach den Medikamenten suche, deren Namen Marianne mir auf ein kleines Zettelchen geschrieben hat und die ich ihm ab sofort zweimal am Tag verabreichen soll.

Als ich sie gefunden habe und zu meinem Vater zurückgehe, hängt er, mit dem Kopf vornübergebeugt, nach wie vor an derselben Stelle und schläft friedlich und tief.

Es ist das dritte oder vierte Mal in den letzten 23 Jahren, dass ich das Haus betreten habe, und dennoch finde ich mich ganz gut zurecht. An zwei der letzten runden Geburtstage meines Vaters bin ich dort gewesen, einmal, als die beiden heirateten, nach seinem sechzigsten Geburtstag, und an seinem achtzigsten, aber ich blieb meist nur kurz, war irgendwie immer auf der Durchreise. Dies war nicht mein Zuhause und ich fühlte mich auch nie wirklich willkommen.

Einmal habe ich einen damaligen guten Freund zu den beiden mitgenommen, da ich mit ihm nach Duisburg gefahren war, um seine Tante zu besuchen. Ich hatte uns kurzfristig bei meinem Vater angemeldet und wir haben gemeinsam mit Papa und Marianne im Wintergarten gesessen und Kaffee getrunken, aber wie immer war ich froh, als wir wieder fuhren.

Die Art und Weise, wie mein Vater mich immer danach fragte, ob ich »gutes Geld verdiene«, und dabei Daumen und Zeigefinger hochhielt und aneinanderrieb, machte mich aggressiv. Als ob Geld das Wichtigste im Leben wäre. Ich wurde bei diesen Gesprächen fast immer wütend, weil ich mir gewünscht hätte, dass er mich zumindest mal gefragt hätte, ob es mir gut gehe.

Aber das war eben seine Art der Fürsorge, es ging immer um Geld, ob ich Arbeit habe und ob ich mir alles leisten könne. Ich hatte dabei oft die Vermutung, dass er Angst habe, ich würde ihm eines Tages doch noch auf der Tasche liegen.

Nach den Geld-Fragen ging es dann eigentlich immer nur um ihn und sie, ihre »ach so großartigen Reisen«, seine Erlebnisse, ihre Safaris, Irland, Baustellen, Preise, die er als Architekt gewonnen hatte, es ging um Menschen, die ich nicht kannte und die mich nicht interessierten, die aber anscheinend für sein Leben wichtig waren, ums Golfen, Skilaufen, um Autos, und letztlich kam er dann wieder darauf zurück, wie und wann sie wieder reisen werden. Ein nicht enden wollendes Sammelsurium aus Eigenlob, Selbstbeweihräucherung und Desinteresse.

Daher ist es wohl nicht besonders verwunderlich, dass ich ihn eigentlich von jeher als empathielosen Großkotz empfand, und er gehörte somit zu den Menschen, mit denen ich nicht unbedingt etwas zu tun haben wollte. Vater hin oder her.

Marianne hingegen bewertete immer zuerst, wie ich aussah. »Du bist aber schon ein bisschen dicker geworden«, war oft ihre allererste Feststellung, während sie schief lächelte, etwas Belangloses hinterherschickte, mir von irgendeiner Diät erzählte, die sie selbst jetzt gerade mache und mit der sie ihr Gewicht halte, denn: »Aussehen ist ja sehr wichtig«, wobei ich eigentlich immer eine Art Boshaftigkeit hinter jedem Satz, jedem Lächeln vermutete.

Vor allem der »Ton« machte bei mir die Musik und ich fühlte nie Freundlichkeit oder irgendein wirkliches Interesse an meiner Person. Die Frage »Wie geht es deiner Mutter? Und deiner Schwester«? beantwortete ich meist dann auch nur noch knapp, wenn überhaupt.

Das fehlende Interesse hatte mich schon mein ganzes Leben traurig und dünnhäutig gemacht und allzu gern verzichtete ich daher auf die Gesellschaft der beiden.

6

In meiner Arbeit tauchte ich unter, ab, und da ich immer schon für alles, was mich betraf, selbst verantwortlich gewesen war, meine Miete selbst verdienen musste, mein Auto selbst bezahlte sowie eben mein ganzes Leben und auch in Beziehungen stets diejenige war, die das Geld nach Hause brachte, kannte ich es nicht anders, als »für mich selbst geradezustehen«. Ich durfte nie ausfallen, und schon der kleinste Krankheitserreger, der durch die Luft wirbelte, war eine Bedrohung für meine Existenz.

Schauspieler sind es gewohnt, auch mit dem »Kopf unterm Arm« eine Bühne zu betreten, und ich hatte schon früh auf der Schauspielschule die wichtigste Lektion eingetrichtert bekommen.

»Auch wenn deine Mutter im Sterben liegt oder dein Vater oder jemand, den du liebst, musst du am Abend auf der Bühne stehen. Nichts ist wichtiger, als dem Publikum das zu geben, wofür es gekommen ist, was es erwarten darf und wofür es bezahlt hat. Getrauert wird später.«

Und das ist bis heute so. Die Arbeit geht vor.

Wie oft haben mir Kollegen erzählt, dass sie kurz vor dem Auftritt eine schreckliche Nachricht bekommen hatten, dann über zwei Stunden lang alles ausblendeten, das Stück spielten und sich danach eben »um das wahre Leben kümmerten«, das echte, welch traurige Fratze es auch immer zeigte.

Aber ich kenne das natürlich auch aus eigener Erfahrung.

Als mein Mann mich verließ, war ich so unglücklich, dass ich sogar dachte, ich könne an meinem Weinen sterben, an gebrochenem Herzen oder einfach an Tränen ersticken.

Ich heulte und heulte, aber ich hatte eben auch einen wichtigen Auftritt zu absolvieren, um den ich mich monatelang bemüht hatte und den ich keinesfalls absagen konnte.

Ich sehe mich noch ins Theater kommen, die Augen so zugeschwollen, dass ich nur durch kleine Schlitze hindurchsehen konnte. Die Prinzipalin des Theaters begrüßte mich und meinen Pianisten, stellte sich dann vor mich und meine verschwollenen Glubscher und fragte bedeutungsschwanger: »Aber wir sind doch Profi?«

»Natürlich sind wir Profi«, antwortete ich ein bisschen zu laut und beinahe stolz, während ich meinen Kopf in den Nacken warf, an ihr vorbei in die Garderobe ging und mir die Tränen übers Gesicht liefen.

Es wurde einer der schrecklichsten Abende meines Theaterlebens.

Es war mein neuer Solo-Gesangsabend, passend zu meiner frisch gepressten CD mit dem Titel »Vorhang auf«, für die mir mein Vater nach langem Ringen das Geld geliehen hatte. 5000 DM hatten mich die Aufnahmen, Pressung, Fotos, Booklet etc. gekostet, die mein Vater mir später als Vorab-Erbe anrechnete, da ich sie nicht zurückzahlen konnte.

Ja, ich war an diesem Abend »bemüht«, aber eben nicht gut.

Meine Stimme versagte bei fast jedem hohen Ton, ich krächzte mich verzweifelt durch den Abend, die Gesichter der geladenen Gäste, Vorstand und Förderer, darunter Alfred Biolek und weitere bekannte, prominente Menschen, deren Namen hier nichts mehr zur Sache beitragen, spiegelten mir all meine Kläglichkeit wider.

Ich gab nicht auf, ich biss mich durch, als ginge es um mein Leben, während ich inständig hoffte, der Boden tue sich unter mir auf und der Orkus würde mich verschlingen. Ich wollte am liebsten einfach diesen Planeten mitten durch die »Bretter, die meine Welt bedeuteten«, verlassen.

Aber es gab kein Entkommen. Ich bezahlte diesen Abend schmerzlich mit dem Verlust meiner Würde, aber ich war ja »Wir sind doch Profi«.

Schließlich war ja niemand gestorben!

Meine schön vor dem Auftritt ausgelegten CDs, die ich noch mit persönlichen Widmungen versehen hatte, blieben liegen, ich sammelte sie wie ein geprügelter Hund, nachdem der Zuschauerraum leer war, wieder ein, holte die Gage für mich und meinen Pianisten unter dem strengen, verächtlichen Blick der Prinzipalin ab und wusste: Hier würde ich nie mehr auf der Bühne stehen.

Versagt hatte ich, komplett. Ich war eben nicht »Profi«. Nicht genug. Nicht für diese Welt. In ihren Augen war ich ein Jammerlappen, der sich nicht im Griff gehabt hatte, und alle, die da gewesen waren, hatten es sehen und vor allem hören können. Ich wusste nicht, ob ich jemals wieder auf einer Bühne stehen würde und könnte, so groß war mein Entsetzen über mich selbst.

Dennoch. Zwei Wochen später stand ich zur Premiere als »Robert Ann« in »Nonnsens« in den Kölner Sartory-Sälen auf der Bühne und kämpfte ein weiteres Mal um mein Leben, meine Ehre, meine Würde und gegen all die angestauten Zweifel, die mein Selbstwertgefühl in den tiefsten Keller verbannt hatten.

Auch wenn ich in all den Jahren wenig Kontakt zu meinem Vater und Marianne hatte, lud ich sie dennoch meist zu meinen Premieren ein. Vielleicht wollte ich einfach nur, dass mein Vater stolz auf mich ist? Vielleicht wollte ich ihr, Marianne, beweisen, dass man auch, wenn man kräftiger gebaut ist, Leistung erbringen kann? Was ich mir aber ganz sicher aus tiefstem Herzen wünschte, immer noch, war seine Anerkennung.

Mein Mann, der mich mit einem Zettel auf dem Küchentisch nach dreieinhalb Jahren Ehe verlassen hatte, auf dem stand: »Ich muss mein eigenes Leben leben, ich hole morgen ein paar Klamotten ab – Frank«, hatte mich gebeten, zu meiner Premiere kommen zu dürfen.

Da er, seit wir uns kannten, immer dabei gewesen war, wenn ich Premiere feierte, entschied ich, dass es auch schon egal sei, ob ich nach meinem Auftritt weinen würde, weil er nicht da war oder weil er da war. Ich konnte meinen Gefühlen ja eh nicht entrinnen, wusste aber zumindest, dass ich nicht auf der Bühne weinen würde.

Ich sehe ihn noch neben meinem Vater und Marianne sitzen, an seiner Seite eine bekannte Kölner Sängerin, für die ich zu dieser Zeit ihre englischen Texte in deutsche Songtexte umsetzte. Die Plattenfirma wünschte es sich so. Nach einem erfolgreichen Abend, an dem meine Kolleginnen und ich frenetisch gefeiert wurden mit zig »Vorhängen«, wie man so schön sagt, und tosendem, nicht aufhören wollenden Applaus, hatte ich mich umgezogen, meinem an diesem Abend stolzen und amüsierten Vater und Marianne noch schnell den Aftershow-Treffpunkt genannt und war die Treppen des Theaters hinuntergelaufen, um draußen eine Zigarette zu rauchen.

Mein Noch-Gatte lief mir hinterher, Rosen in der Hand, umarmte mich stürmisch, und ich vergaß für einen klitzekleinen Moment den tiefen Schmerz der Trennung, den er hinterlassen hatte. »Wir werden ewig verheiratet sein«, flüsterte er mir ins Ohr, und ich hatte plötzlich das Gefühl, eine Schlange habe mich in den Hals gebissen, drückte ihn von mir weg, schaute ihm angriffslustig in die Augen und sagte fest: »Das denkst aber auch nur du«, schnappte mir die Rosen, pfefferte sie auf einen der Stehtische, an denen ich auf dem Weg zur Tür vorbeimusste, und ging erhobenen Hauptes raus auf die Straße.

Im Augenwinkel sah ich die Musikerin, die lachend zu meinem Noch-Ehemann getreten war, und beide wirkten entspannt und fröhlich, als sie ebenfalls aus dem Theater gingen. Später erfuhr ich, dass sie wohl schon an diesem Abend ein Paar waren.

Was für eine Chuzpe muss man haben, um sich so schäbig zu benehmen? Er war nicht nur mein Mann, bis dato war er auch mein bester Freund und Vertrauter. Aber er ließ es sich nicht nehmen, an meinem großen Abend teilzuhaben, umsonst, am Tisch neben meinem Vater zu sitzen, allerdings mit seiner Geliebten, auch wenn sie das beide später bestritten, obwohl es die Spatzen bereits von den Dächern Kölns pfiffen.

Wir waren ja alle irgendwie »öffentlich« (er stand zu dieser Zeit bei Wally Bockmayer auf der Bühne) und es hätte dem feinen Bild schaden können. Sie fand dann im Übrigen auch meine Songtexte nicht mehr gut, die sie vorher eigentlich noch mochte, ich verlor also auch noch den Job, für den ich bis dato eh nicht bezahlt worden war, und mein Leben fühlte sich ziemlich »Grütze« an.

Ich hätte kotzen mögen.

Und da war sie auch schon wieder, die alte Geschichte. Die des Betruges und Verlassenwerdens.

Wie wertlos man sich doch fühlt.

Wie wertlos muss sich meine Mutter damals gefühlt haben? Wie gedemütigt und verletzt fühlte ich mich jetzt.

Der einzige Unterschied war, wir hatten keine Kinder. Nicht mal einen Hund. Den wollte er nämlich keinesfalls. Ich umso lieber. Ein Kind in die Welt zu setzen, um unsere Ehe zu kitten, kam für mich nicht infrage, zumal ich uns zu diesem Zeitpunkt ernährte, das Geld erarbeitete, von dem wir lebten, und ich war nicht bereit, meine gerade beginnende Karriere zu beenden, um danach vom Sozialamt zu leben.

Ich verdiente gut, sehr gut sogar, und ein Kind passte einfach nicht ins Konzept. Ein Hund sehr wohl. Und während ich also auf den Hund verzichtete, den ich so gern gehabt hätte, hat er sich kurze Zeit nach unserer Trennung einen Golden Retriever angeschafft, natürlich aus dem Wurf der Hündin der Musikerin. So läuft das nämlich.

7

Zurück im Hier und Jetzt, hatte ich mir fest vorgenommen, mich um meinen Vater zu kümmern und wirklich freundlich zu sein, ihm zu helfen und in diesen zwei bis drei Tagen eine »gute Zeit« mit ihm zu verbringen, natürlich nicht, ohne zwischendurch immer nach Marianne zu sehen.

Er machte es mir leicht, denn eigentlich schlief er fast rund um die Uhr oben, in dem kleinen, schmalen Gästebett im Ankleidezimmer, direkt neben seinem Arbeitszimmer.

Allerdings hatte ich somit große Mühe, ihm seine Medikamente zu verabreichen, geschweige denn, ihn zum Essen oder zum Trinken zu bewegen. Nur gelegentlich hörte ich, wie er im oberen Stockwerk die Toilette benutzte, sich dann aber schnell wieder in sein Bettchen verkroch. Ich riss mich zusammen und machte alles, so gut ich konnte und wie ich es von mir selbst gewohnt bin. Engagiert, empathisch.

In dieser Zeit stand ich wie immer im regen Kontakt zu meiner besten Freundin und Beraterin: meiner Mutter.

Meine Mutter ist ein warmherziger und wunderbarer Mensch, den ich sehr liebe, und wenn ich in meinem Leben Rat brauche, bitte ich sie um Hilfe. Sie »fühlt« aus dem Bauch heraus, macht sich viele Gedanken und gibt sehr kluge Ratschläge, indem sie in Ruhe abwägt, was richtig oder wichtig sein könnte, und sie stellt fast immer die richtigen Fragen, sodass einem die Antworten von selbst einfallen.

Sicher fiel es ihr nicht leicht, jetzt dauernd die »Papa hat dies, Papa hat das«-, »Marianne hat dies, Marianne braucht das«-Geschichten anhören zu müssen, aber für ihre Kinder macht sie das selbstredend, und so erörterte ich meine Gedanken und Gefühle mit ihr, während ich Stunde um Stunde auf das Erwachen meines Vaters oder irgendein Geräusch im oberen Geschoss lauschte. Manchmal lauerte ich auch regelrecht, denn ich machte mir große Sorgen. Es war einfach viel zu still.

Als ich an diesem Mittwoch sicher war, dass Papa vorerst nichts brauchte und auch nicht erwachen würde, verließ ich für ein paar Stunden das Haus.

Ich fuhr ins Krankenhaus und sah nach Marianne.

Man hatte inzwischen eine Brust-Biopsie bei ihr vorgenommen, dazu lugte ein großer Schlauch unter der Bettdecke hervor und endete in einem hässlichen Plastiksack, in dem sich gelbrote Flüssigkeit angesammelt hatte.

»Was ist das?«, fragte ich, meine Nervosität unterdrückend.

Ich muss dazu sagen, ich habe in den letzten Jahren viele Freunde in der Zeit des Sterbens begleitet, und eines war für mich das Wichtigste: Geheult wird draußen, außerhalb des Zimmers.

Wer an ein Krankenbett kommt, sollte sich nur und einzig um denjenigen kümmern, der dort sitzt oder liegt, der bleiben muss, während wir nach einem Besuch wieder rausspazieren können, durchatmen, frische Luft tanken können.

Viele Menschen suchen den eigenen Trost am Krankenbett durch und bei dem Erkrankten selbst, was ich als eine Zumutung empfinde, denn das kann und wird keinesfalls tröstlich für den Erkrankten sein. Aber das nur nebenbei.

Ich erinnere mich an die über vier Monate mit meiner Freundin Renate, die sie vor ihrem Tod im Hospiz verbrachte, ein großes schwarzes Loch in der Brust, durch das der Tod von innen nach außen schaute.

Die Wirbelsäule war von Metastasen zerfressen, sie war wundgelegen und konnte sich nicht mehr allein bewegen. Das Bett in ihrem Zimmer hatte man so gedreht, dass ihr aufgerichteter Körper zum Fenster zeigte.

Aus diesem Fenster heraus sah sie ein Stück vom Himmel, es erinnerte sie an die Weite und das Meer, das wir beide so lieben. Wenn ich sie besuchte, lachte sie freundlich und begrüßte mich: »Du bringst immer so viel Leben, so viel Freude mit. Das ist schön. So erlebe ich das Draußen und die Welt durch dich!«

Ich wusste schnell, hier sehe ich dem Sterben zu, aber sie ließ ihn mich nie fühlen, den unendlichen körperlichen Schmerz, der sie begleiten musste, war einfach immer nur fröhlich, wenn ich kam, und dankbar für meine Gesellschaft. Dennoch haben wir auch oft über das Sterben und Verzeihen gesprochen.

Renate war sehr gläubig, ging fast zeit ihres Lebens sonntags in die Kirche, und ich erinnere mich gut an den Moment, als sie mich fragte, warum Gott sie verlassen habe.

Sie wusste, ich glaube nicht an einen Gott, sondern eher an eine besondere Energie, die uns umgibt. Darum will ich auch nicht daran glauben, dass ein Gott Menschen mit Krankheiten bestraft, wenn sie sich vielleicht im Leben nicht an entsprechende Regeln halten. Ich erinnere mich an Auszüge aus der Bibel, die mir schon als Jugendliche Angst machten. »Wenn du dies oder jenes tust, wird dieses oder das Furchtbare über dich kommen.«

Und auch wenn ich keine Erklärung habe, warum manche Menschen mehr Leid ertragen müssen als andere, will ich einfach nicht an eine Art »Strafe« glauben. Das entspricht nicht meinem Denken. Dennoch habe ich in Kirchen unterschiedlichen Glaubens schon oft Trost gesucht, Unterstützung, Ruhe und Besinnung und tue dies heute noch.

Dann bete ich für Lebende, Familie und Freunde, stelle Kerzen auf und bitte darum, ihr Leid zu lindern, ich denke an Verstorbene und frage mich, ob sie mich wohl sehen, und ich fühle eine tiefe Kraft in mir, wenn ich im Schutze einer Kirche meine Energie bündle.

Dies mag absurd klingen, aber Kirchen haben, wenn ich sie betrat oder betrete, schon immer eine unfassbare Ruhe auf mich ausgestrahlt und ummanteln mich mit Stille und Ehrfurcht, auch wenn ich kaum einen Gedanken der irdischen Vertreter der Kirche gutheiße oder teile.

Renate aber sah ihr Leid als Strafe und bat um Vergebung. Um Vergebung für ihre Sünden. Allem voran ging es um ihre beiden älteren Brüder, mit denen sie sich zerstritten hatte.

Es erschütterte mich zutiefst, dass die Brüder Renate nicht am Sterbebett besuchten, weil der Zwist angeblich zu groß war, obwohl sie wussten, dass die Zeit knapp werden würde.

Ein »Abschied für immer« stand bevor, aber sie gewährten ihr kein Wort, keine Möglichkeit, Frieden zu finden, kein Verzeihen.

Und das Erschreckende daran war und ist, dass es sich nicht um eine »große Sache« handelte, die zu verzeihen gewesen wäre. Eigentlich, aus damaliger wie auch heutiger Sicht, bestimmte eine Einstellung, die ich nicht teile, eine »Art Konsequenz«, diese Entscheidung der Brüder.

»Wer A sagt, muss auch B sagen.«

Für die Brüder war ihre eigene Schwester schon zu Lebzeiten »gestorben« und über den Tod hinaus hielten sie sich an ihre eigene, sich selbst auferlegte Regel. So kamen sie auch nicht zur Beerdigung, denn: »Wer A sagt, muss auch B sagen.«

Eine grausame und erschreckende Haltung!

Lange vor diesem Erlebnis hatte ich für mich entschieden, dass ich in meinem Leben anders handeln möchte. Immer wieder aus neuem Blickwinkel, die jeweilige Situation gesondert betrachtend.

Auch wenn ich sicher in meinem Leben viele gute Gründe gehabt habe, Menschen, die mich verletzt haben, nicht zu verzeihen, habe ich irgendwann begriffen, dass ich es lernen muss. Für mich selbst, für mein eigenes Seelenheil. Später habe ich entschieden, dass ich es lernen möchte.

Zu »verzeihen« empfinde ich als Größe und Stärke, auch wenn es sicherlich immer darauf ankommt, was genau es zu verzeihen gibt. Menschen tun manchmal Dinge, mit denen sie andere sehr verletzen. Gewollt oder ungewollt, oft aber aus der eigenen Geschichte heraus. Ob diese Lebensgeschichte unabdingbar so hätte sein müssen, wie sie für den jeweiligen Menschen war oder ist, erlaube ich mir nicht zu beurteilen. Ausnahmen gibt es immer, und ja, auch ich empfinde manches als unverzeihlich und habe dem »Verzeihbaren« Grenzen gesetzt.

Jeder soll, darf und muss das für sich selbst entscheiden. In Hinblick auf mein eigenes Erleben gab es Unverzeihliches, aber eben auch überdenkbar »Verzeihbares«.

Dabei spielen Verständnis, Mitgefühl und Mitleid sicher eine sehr große Rolle. Vor allem aber, dass derjenige, der weiterlebt, der übrig bleibt, ab einem bestimmten Zeitpunkt keine Chance mehr bekommen wird, Dinge zu klären.

8

Marianne war selbst weder zimperlich noch hatte ich sie jemals als weinerlich oder emotional erlebt. Und so klang sie eher spröde, als sie mir berichtete, dass sich Flüssigkeit in ihrem Bauchraum befinde, die hier »abgeleitet« würde. Um es mit den Worten meines Vaters zu sagen: »Kein großes Ding!«

Sie sorgte sich lediglich darum, dass sie nicht essen und irgendwie auch nicht trinken könne, was sie sehr schwächte, und um »Dietz«, meinen Vater, und fragte mich, ob ich klarkomme, was ich bejahte. Allerdings war hier augenscheinlich, dass sie das Krankenhaus nicht am nächsten Tag verlassen würde, ich aber musste zurück nach Berlin.

Der Flug war gebucht und ich hatte für einen Dreh zugesagt.

»Dann bringst du deinen Vater morgen hierher, ich kann ja nicht weg!«

»Und wie soll ich das machen? Wie soll ich ihm erklären, dass er wieder ins Krankenhaus muss, obwohl ich ihn dort ja gerade erst rausgeholt habe und er verständlicherweise keine Lust hat, wieder hierherzukommen?« Wer geht schon freiwillig gern ins Krankenhaus?

»Es ist ja nur für ein paar Tage, er kann sich nicht allein versorgen und muss das jetzt verstehen.«

Ich leitete, mit ihrer Hilfe, alles in die Wege, muss aber gestehen, dass ich ein fürchterlich schlechtes Gewissen hatte.

Mit Engelszungen weckte ich zu Hause meinen Vater aus dem Tiefschlaf und erklärte ihm vorsichtig, dass ich ihn am nächsten Tag und wirklich nur mit kleinem Gepäck wieder ins Krankenhaus bringen müsse, da ich arbeiten müsse.

»Ins Zimmer zu Marianne?«, fragte er, und ich bejahte, denn das hatte ich vorher abgeklärt.

Erstaunlicherweise willigte er brummend ein, ich packte am Abend eine kleine Tasche für zwei bis drei Tage und brachte ihn am Morgen zurück ins Malteser Krankenhaus, räumte seine Sachen in das kleine Schränkchen zurück, legte ihm Rätsel und Stift auf den Nachttisch und ging zu den Schwestern, um die Unterlagen für seine Aufnahme abzuholen.

Auf dem Weg dorthin beschlich mich ein mulmiges Gefühl. Ich beschloss, mit dem Stationsarzt zu sprechen, und bat eine Schwester um ein Gespräch mit selbigem. Kurze Zeit später begrüßte mich ein freundlicher Arzt.

Ich erklärte ihm, dass bei meiner Stiefmutter nun seit fünf Tagen unterschiedliche Untersuchungen stattgefunden hätten, es aber anscheinend zu keiner dieser Untersuchungen, laut ihrer eigenen Aussage, einen Befund gebe und dass mich das sehr irritieren und beunruhigen würde.

»Sind Sie befugt?«, fragte er mich, und mir fiel der Film »Marathon Man« ein, in dem Dustin Hoffman, während er gefoltert wird, immer wieder gefragt wird: »Sind Sie außer Gefahr?«

Zurück in der Realität, sagte ich wahrheitsgetreu:

»Nein, ich bin nicht befugt! Aber mein Vater und meine Stiefmutter liegen beide hier, es ist kurz vor Weihnachten, und ich wüsste gern, wie es weitergeht und wie ich diesen beiden Menschen helfen kann.«

Er überlegte kurz und bat mich in sein Sprechzimmer. Ich setzte mich an den Schreibtisch ihm gegenüber und fühlte meine Anspannung, denn ich spürte, dies hatte nichts Gutes zu bedeuten. Er schaute mich lange an. Mir liefen Schauer über den Rücken, und ich versuchte, mich nur auf meine Atmung zu konzentrieren.

Dann erklärte er mir langsam und sehr ruhig, dass der Zustand Mariannes sehr kritisch sei, er aber noch weitere Befunde abwarten müsse.

Ich war geschockt. Wollte wissen, was das genau bedeutet.

»Ihre Stiefmutter wird sich nie mehr um ihrem Vater kümmern können!«, sagte er mit warmer, fester Stimme.

Es traf mich wie ein Hammerschlag. »Ich komme gerade vom Tennis, da werde ich ja jetzt nicht todkrank sein«, dröhnte es in meinem Kopf.

»Worüber reden wir?«, meine Stimme zitterte. »Jahre? Monate? Wochen?«

»Je nach Bestätigung der ersten Ergebnisse und einer eventuell möglichen Therapie, hm, vielleicht ein paar Monate«, antwortete er mitfühlend. »Es handelt sich hier um Bauchfellkrebs und es haben sich viele Metastasen in unterschiedlichen Organen gebildet. Der Krebs scheint überall hin gestreut zu haben. Der Darm ist hart wie ein Brett und nimmt nichts auf, arbeitet auch nicht. Daher kann ihre Stiefmutter auch nicht essen und trinken. Die fundierten Ergebnisse erwarten wir am 27.12. Bis dahin würde ich Sie bitten, es ihr nicht zu sagen.«

Ich wankte aus dem Raum und atmete im Flur erst einmal tief durch. Sie war todkrank, wie ich soeben erfahren hatte, aber ich durfte es ihr nicht sagen. Mit einem Lächeln auf den Lippen müsste ich gleich den Raum betreten, so tun, als wäre alles in Ordnung, und ich muss gestehen, dass ich, während ich auf dem Gang aus dem Fenster in den grauen Himmel sah, eine unendlich tiefe, mich fast zu zerreißen drohende Traurigkeit fühlte. Ich schleppte mich zu den Schwestern zurück, um die Einweisung meines Vaters noch abzuholen, die ich fast vergessen hätte, atmete noch mal durch und betrat das Zimmer.

Ich blieb nicht lang, verabschiedete mich aber herzlicher als sonst, und kaum hatte ich das Zimmer verlassen, brach ich in Tränen aus. Auch wenn ich weiß, dass das Leben endlich ist, hatte ich nicht damit gerechnet, dass die Geschichte dieser beiden Menschen wohl anders enden würde, als sie es sich selbst gewünscht, als wir alle es erwartet hätten. Dachten wir doch immer, mein Vater stürbe zuerst, weil er um einige Jahre älter war als Marianne.

Ich wankte aus dem Krankenhaus und überlegte fieberhaft, was zu tun sei, und betete zu Gott, an den ich ja nicht glaube, den ich aber anscheinend doch manchmal brauche, dass sich bitte alles zum Guten wenden solle.

Natürlich rief ich sofort meine Mutter an, informierte sie und sagte ihr auch, dass ich dennoch an Weihnachten zu ihr nach Hause kommen würde. Aber zunächst ging es nach Berlin.

In den kommenden Tagen versuchte ich Marianne telefonisch davon zu überzeugen, im Krankenhaus zu bleiben, da sie und mein Vater dort gut versorgt seien.

Aber ein Mensch, der nicht weiß, wie es um ihn steht, trifft die Entscheidungen so, wie er sie sein ganzes Leben getroffen hat, und so entschied Marianne, dass sie über Weihnachten das Krankenhaus verlassen würden, da dann »ja eh nichts stattfindet. Da können wir an Weihnachten auch in unseren eigenen Betten schlafen.« Ich flehte und bettelte, aber meine Sorge benannte sie als »Du musst nicht immer so negativ denken« und so nahm das Drama seinen Lauf.

Insgesamt dreimal, unterstützt von den zauberhaften und befreundeten Nachbarn, entließen sich die beiden »auf eigene Gefahr« aus dem Krankenhaus, und dreimal wiesen sie sich selbst wieder ein, da sich Marianne kaum auf den Beinen halten konnte, mein Vater zwischendurch unwirsch wurde, aber auch nicht allein bleiben konnte, und zu guter Letzt zahlte er für sein Bett im Krankenhaus pro Nacht als Besucher mehr als für ein exklusives Fünf-Sterne-Hotelzimmer, denn er hätte ja eigentlich nicht dort sein müssen, aber ich fand auf die Schnelle auch keine Rundumbetreuung für ihn, sosehr ich mich auch bemühte.

Am 27.12. erreichte mich dann ganz früh am Morgen eine kurze SMS von Marianne.

»Der Arzt war gerade da! Todesurteil!«

Ich rief sie an, bat sie, Ruhe zu bewahren, und versprach, in zwei Tagen da zu sein.

Mit meiner Mutter hatte ich das alles schon im Vorfeld besprochen, ich fuhr nach Berlin zurück, bepackte meinen Wagen mit Kleidung für unbestimmte Zeit und fuhr nach Duisburg.

Da man im Krankenhaus vorerst nichts für sie tun konnte, hatte Marianne beschlossen, zusammen mit meinem Vater wieder zurück ins Haus zu ziehen, das ja nur sechshundert Meter entfernt vom Krankenhaus lag.

Am 3.1.2019 sollte sie dann wieder vorstellig werden und es sollte über die weiteren Therapieschritte beraten werden, das war der Plan.

In Duisburg angekommen, erwartete mich ein Bild des Grauens. Nichts schien mehr, wie es einmal war.

Marianne, stark abgemagert und nur noch ein Schatten ihrer selbst, und man muss wissen, dass Marianne immer sehr großen Wert auf ihr gepflegtes Äußeres legte, kauerte wie ein kleines Mädchen in einem viel zu groß gewordenen rosafarbenen Blüschen, das sie noch fahler und durchsichtiger erscheinen ließ, an dem großen Holztisch, der an viele schöne, lustige Abende mit Gästen erinnerte, vor ihr ausgebreitet lagen Papiere und Ordner, Schmuck, und ein einmal angebissenes Butterbrot vertrocknete geduldig auf einem kleinen Tellerchen. Mein Vater schlief.

»Du musst das Haus verkaufen, hier sind die Unterlagen, der Makler weiß Bescheid, du brauchst Vollmachten von uns beiden, deinem Vater und mir, das Testament ist dabei, hier ist die Telefonnummer vom Notar, da musst du einen Termin machen, ich habe ansonsten alles vorbereitet, ich wollte schon so lange hier raus, das Haus ist zu groß, aber dein Vater wollte nicht verkaufen und jetzt ist es zu spät«, sagte sie in nahezu einem Atemzug und sah mich dann aus dunkel umränderten Augen, aber mit festem Blick an, während ich mich langsam auf den Stuhl ihr gegenüber setzte und auf die Papierhäufchen und Ordner starrte.

9

Ich hatte mich in einem benachbarten Hotel, bei »Milser«, eingemietet, das ich noch von früher kannte und das, obwohl Restaurant und Bar über Weihnachten und Neujahr geschlossen waren, mir dennoch etwas menschliche Wärme und Geborgenheit versprach. Dort angekommen, machte ich auf meinem Zimmer mit Blick auf den See sofort eine Liste für den kommenden Tag, denn es war viel zu erledigen. Schlafen konnte ich nicht, es ging mir zu viel durch den Kopf.

Am Morgen des 30.12. schnappte ich mir ein Kännchen Kaffee, setzte mich unter die Heizlampe im Raucherzelt, das an das Restaurant angebaut war, plante den Tag, machte Termine und kaufte Essen für Silvester ein.

Auch hatte ich beschlossen, da ich ja nun mal da war und wenn es den beiden einigermaßen gut ginge, mit ihnen nachts in meinen Geburtstag hineinzufeiern, der am Tag darauf anstand.

Und so verging die Zeit recht rasant, ich konnte vieles erledigen, und abends machte ich Marianne und Papa eine Kleinigkeit zu essen, aber Marianne bekam keinen Bissen herunter, nur meinem Vater schmeckte es.

Mein Vater ist Architekt und Statiker und hat schon an vielen Orten auf der Welt gearbeitet, worauf er sehr stolz ist. Lange Zeit hat er in Irland gelebt und gearbeitet, und so entstand seine Liebe zu Whisky, den er fortan sammelte und mindestens ebenso gern trank.

Schon als junge Frau hatte ich zusammen mit meinem Vater, wenn er und ich doch mal irgendwo zusammentrafen, ein Gläschen genommen und über die entsprechenden Sorten philosophiert, Scotch oder Malt, natürlich immer ohne Eis, da dies den Whisky verwässert. Ich mochte diese Gespräche und ich mochte auch Whisky.

Im höheren Alter trank mein Vater wesentlich weniger, aber, um der guten alten Zeiten willen hatte ich beschlossen, an diesem Abend mit meinem Vater einen leckeren Malt zu trinken und mit ihm auf meinen Geburtstag anzustoßen.

So saßen wir am späten Abend, nachdem wir Vollmachten unterzeichnet und einige Dinge geregelt hatten, zu zweit und irgendwie vertraut auf dem blauen Sofa, Marianne hatte sich schon ins Bett verkrochen, und nuckelten an unseren Gläsern, Tumbler genannt.

Mein Vater genoss das sehr, freute sich, dass ich da war, ließ mich wissen, dass er es »scheiße finde«, dass Marianne nicht essen wolle, wobei ich ihn korrigierte und ihm wiederholt erklärte, dass sie zwar »wolle«, aber nicht »könne«, dass wir uns in einer Ausnahmesituation befinden würden, und so trank er launisch einen »über den Durst«, wie man so schön sagt.

Als ich ihn gegen 1.30 Uhr ins Bett gebracht hatte, nachdem ich ihn daran erinnert hatte, dass er mir eigentlich auch zum Geburtstag hätte gratulieren können, fuhr ich zurück in mein Hotel.

Ich selbst hatte nur sehr wenig getrunken, denn ich wollte den Tag des 31.12. noch nutzen, um einige Sachen zu erledigen, außerdem wollte ich das Auto mitnehmen, obwohl ich auch hätte zu Fuß laufen können.

Um 5 Uhr steht plötzlich ein Mann neben meinem Bett und rüttelt an meinem Arm. Ich erschrecke mich fast zu Tode, poltere mitten aus dem Tiefschlaf, reiße schnell die Bettdecke über meinen Körper, denn ich schlafe nackt.

»Ich habe mehrfach angerufen und geklopft, aber Sie sind einfach nicht aufgewacht«, entschuldigt sich der Nachtportier vielmals. »Ihre

Stiefmutter hat angerufen, ihr Vater ist die Treppe heruntergestürzt, Sie müssen sofort kommen, hat sie gesagt, hier ist ein Kaffee, bitte fahren Sie sofort zu Ihren Eltern nach Hause«, und schwupps hat er mich mit dem frisch gebrühten Kaffee, dessen Geruch mir warm und freundlich in die Nase dringt, meinem Schicksal überlassen.

Ich schüttele mich, als wäre ich gerade aus einem bösen Traum erwacht, springe aus dem Bett und in meine Kleidung, nippe im Vorbeirauschen kurz an meinem Kaffee, werfe mir kaltes Wasser ins Gesicht, greife den Autoschlüssel und bin aus der Tür.

Da ich einen Schlüssel habe, öffne ich die Tür des Hauses, sehe meinen Vater in seinem geöffneten Bademantel auf der Treppe sitzen, alles ist voller Blut, die Hand meines Vaters sieht aus, als befinde sich keine Haut mehr darauf, und das rote Nass tropft vor ihm auf den Boden. Marianne kauert auf dem Stuhl gegenüber am Tisch, die Beine hochgezogen wie ein kleines Mädchen, ein leerer, verzweifelter Blick trifft mich mitten ins Herz.

Warum habt ihr nicht einfach einen Notarzt oder Krankenwagen gerufen, frage ich mich innerlich, müde und eigentlich auch sauer.

Natürlich habe ich Mitleid, aber was soll denn ausgerechnet ich hier jetzt tun? Ich habe extra keine Krankenschwester-Ausbildung in jungen Jahren gemacht, obwohl man sich mit den Nachtschichten im Krankenhaus damals gutes Geld nebenbei verdienen konnte und nicht unbedingt in der Kneipe arbeiten musste, um sich den Unterhalt zu verdienen und das Studium zu finanzieren, aber ich konnte das Leiden anderer nie besonders gut ertragen, und darum zog ich das Schleppen von Bierkrügen den Schmerzensschreien fremder Menschen vor.

»Ich rufe jetzt einen Krankenwagen«, verkünde ich laut.

»Du wirst keinen Krankenwagen rufen«, vermeldet daraufhin mein Vater mit wütendem Nachdruck.

»Dann rufe ich eben den Notarzt«, belle ich zurück, google schnell und habe auch schon sofort die Nummer gewählt, während mein

Vater mich weiter unwirsch anpfeift, niemand brauche kommen und er fahre auch nirgends hin, und überhaupt, ich, seine Tochter, sei ja wohl in der Lage, so eine kleine Wunde zu verbinden.

Der Notarzt fragt mich, was ich sehe, und ich beschreibe ihm die Hand meines Vaters, dass ich eigentlich nur auf rohes Fleisch gucke, keine Haut mehr da sei und der Anblick nicht besonders hoffnungserweckend sei.

Im Hintergrund zetert mein Vater, der sich inzwischen in Bewegung gesetzt hat und an mir vorbei ins kleine Gästebad gestolpert ist.

»Da brauch ich gar nicht zu kommen, das muss genäht werden. Rufen Sie den Krankenwagen«, sagt der Notarzt, verabschiedet sich und legt auf, während mein Vater den Wasserhahn im Gästebad aufgedreht hat und seine blutende Wunde unter das fließende Wasser hält. Also genau das tut, was man keinesfalls wegen der möglichen Keime in einem solchen Falle tun sollte!

Ich schnaube ihn an, was dieser Quatsch nun wieder solle und ob er denn nicht wisse, dass man das so keinesfalls machen solle, während er mir zubrummt, dass ich jetzt endlich seine Hand verbinden solle.

In meiner Verzweiflung rufe ich die Feuerwehr an, aber da ich zugeben muss, dass mein Vater nicht gewillt ist, sich irgendwo hinbringen zu lassen, sehe man keine Möglichkeit, mir einen Krankenwagen oder Hilfe zu schicken.

So hole ich also genervt den Verbandskoffer aus meinem Auto, den ich Gott sei Dank erst vor Kurzem erneuert habe, verbinde meinem Vater mit keimfreiem Mull das Pfötchen, bringe ihn nach oben ins Bett und setze mich noch kurz zu ihm auf die Bettkante.

»Pass auf! Ich fahre jetzt ins Hotel und schlafe ein paar Stunden. Wenn ich zurückkomme, wird alles anders werden, das schwöre ich dir«, raune ich ihm zu, und er guckt mich halb dankbar, aber auch ein bisschen besorgt an, brummt leise irgendetwas vor sich hin wie: »Wie sprichst du in meinem Haus mit mir?«, schließt die Augen und schläft sofort ein.

Mittlerweile ist es nahezu 7 Uhr, ich frage Marianne noch, ob ich etwas für sie tun könne, und fahre zum Hotel zurück.

Verdammt, ich brauche einen Plan.

Einen verdammt guten Plan.

Ich bin fest entschlossen, jetzt komplett das Zepter für die beiden in die Hand zu nehmen, denn sie können einfach keine klaren oder rationalen Entscheidungen mehr treffen. Wenn ich ihnen helfen will, muss ich jetzt so handeln, wie ich es für richtig und vertretbar halte.

Und so fahre ich um 11 Uhr zurück zum Haus und bitte Marianne um ihr Einverständnis, tätig werden zu dürfen, was sie mir ohne weitere Fragen gewährt. Dennoch erkläre ich ihr kurz meinen Plan, sie nickt und ich greife den Haustürschlüssel, springe umgehend ins Auto und fahre zum Krankenhaus.

In der Notaufnahme angekommen, treffe ich eine Schwester und einen Pfleger, die ich aus den vergangenen Tagen kenne. Ich erkläre ihnen kurz, was passiert ist, und frage, ob ich meinen Vater zum Röntgen, eventuell zur Tetanusspritze und zum Versorgen der Wunde bringen dürfe und ob es, obwohl es erst Silvester sei und Marianne ja erst am 3.1. zurück ins Krankenhaus müsse, wohl dennoch möglich sei, auch sie jetzt schon zu bringen und ob ich ein Doppelzimmer für die beiden bekommen könne.

»Bringen Sie die beiden doch erst einmal her, dann schauen wir, was wir tun. Aber es ist noch ein Zimmer frei.«

Ich wusste, dass es im Nebengebäude eine Kurzzeitpflege und ein Seniorenwohnheim gab. Dorthin führte mich jetzt mein Weg. An der Rezeption angekommen, erklärte ich kurz die Situation, aber es war niemand mehr im Hause, der zuständig war. Dennoch bat man mich, zu warten, um mir helfen zu können.

Ich sank erleichtert auf einen Stuhl im Hinterzimmer, die freundliche Dame vom Empfang gab mir einen Kaffee, ich schluchzte laut und jetzt gab es kein Halten mehr. Ich weinte vor Erschöpfung, Verzweiflung und Dankbarkeit.

Ich wartete nicht lang, obwohl es sich wie Stunden anfühlte, als mich eine junge Pflegerin ansprach und sich zu mir setzte. Ich kann heute noch meine Dankbarkeit fühlen, als Michaela, so heißt diese Sonne, die mein Schattenreich erhellte, mir freundlich erklärte, was zu tun sei und dass sie mir helfen werde. Sie gab mir die Telefonnummer des Leiters des Hauses und bat mich, mich nach draußen zu setzen und auf die Fragebögen zu warten, die ich dann von der freundlichen Dame an der Rezeption erhielt.

Und so »buchte« ich zwei Zimmer, eines für meinen Vater, eines für Marianne, ohne zu wissen, wann wer von beiden in die Kurzzeitpflege kommen würde. Nachdem ich die Unterlagen wieder abgegeben hatte mit eventuellen Einzugsdaten, kam ein ebenfalls freundlicher Herr zu mir, wie sich herausstellte, der Leiter des Hauses. Auch er versprach, mir zu helfen, sah sich die Unterlagen an und wir fuhren in den zweiten Stock, landeten in einem freundlich hell ausgestatteten Gang, der vorbei an einem Aufsichtsräumchen in einen offenen Essensbereich führte, dessen abgegrenzter Gang zu den Zimmern führte.

Eine Tür wurde geöffnet und ich erschrak. Ein klitzekleines Bad mit Toilette, ein Pflegebett, daneben ein Fernsehsessel, direkt angrenzend ein kleiner Kleiderschrank, ein Tisch mit zwei Stühlen, ein Unterschrank mit Fernseher. Alles zusammengepfercht auf vielleicht acht Quadratmeter, oder waren es zehn?

Das kleine Fenster war von einer Gardine bedeckt, mit orangefarbenen Vorhängen. Ich bat darum, einen Moment allein bleiben zu dürfen, setzte mich auf den einen Stuhl am Tisch, den Kleiderschrank im Rücken, und sah aus dem Fenster. Mein Blick fiel über den Eingangsbereich des Hauses und in der Sonne liefen dort Menschen hin und her, kamen und gingen, und von unten vernahm ich Gelächter, denn direkt unter dem Fenster befand sich die kleine Terrasse des Besuchercafés, auf der sich Bewohner und Besucher, eingemummelt in Decken, unterhielten.

Und so hat sich schnell mein erster Schrecken gelegt und wich dem Gefühl: »Für eine Zeit lang wird es gehen, wird es machbar sein.« Natürlich nur, bis ich eine andere Lösung gefunden hatte, das war klar. Ich schaute mir noch das Zimmer direkt nebenan an und atmete durch.

Jetzt konnte ich loslegen.

Nachdem ich, zu Hause angekommen, für Papa und Marianne je ein Täschchen gepackt hatte, mein Vater endlich erwacht war, ich das Auto vollgestopft hatte und beide inklusive des Rollators endlich zur Abfahrt bereit waren, sprang das Auto nicht an. Keine Chance. Es regte sich einfach nichts. Wie zwei nörgelnde Kinder quakten die beiden auf mich ein, mein Vater wollte noch mal auf die Toilette, er hatte vor Schreck Durchfall bekommen, wie sich später herausstellte, Marianne zeterte kraftlos, ich hätte wohl das Licht des Wagens angelassen, und wie eine Mutter mit zwei quengelnden Gören stieg ich wieder aus, brachte den Vater zum Klo und ging schnurstracks zu den Nachbarn, die mir sofort ihre Hilfe anboten. So schafften wir es am Nachmittag endlich in die Notaufnahme, und während mein Vater der Röntgenassistentin und später der hübschen Ärztin verfiel, die seine Hand bandagierte, und Marianne wimmernd immer wieder fragte, wann denn endlich das Zimmer frei sei, flehte ich um eine Infusion für sie, die weder trinken noch essen konnte, und das jetzt schon seit Tagen, und die mir fast kollabierte, so dehydriert, wie sie war, legte sie auf eine Trage, die man mir anbot, holte meinen Vater mit dem Rollstuhl dazu, der ebenfalls kein besonders geduldiger Mensch ist, und gegen 19 Uhr hatte ich beide auf dem Doppelzimmer, packte brav wieder die Sachen aus, besorgte wieder Zeitschriften für sie und Rätsel für ihn und verließ erst gegen 22 Uhr das Krankenhaus.

Draußen peitscht ein fetter Schneeregen mir kalte Nässe ins Gesicht, während ich die sechshundert Meter vom Krankenhaus zurück zum Haus laufe, in mein eigenes Auto steige, zum Hotel fahre, in dem ich weder Essen noch ein Glas Wein bekommen werde, und zünde mir nach und nach mehrere Fluppen an, die ersten Raketen sausen durch den grau verhangenen Abend und ich bleibe einfach zitternd und stumm in meinem Cabrio sitzen, schaue in den Himmel und frage mich, warum das Leben gerade mal wieder extrem scheiße zu mir ist.

Happy Birthday, denke ich noch so bei mir, als um 00.00 Uhr die ersten Neujahrsgrüße und einige verspätete Happy-Birthday-Nachrichten eintrudeln, das neue Jahr hat begonnen, und ich vermute, dass ein paar anstrengende Tage auf mich warten, während ich halbherzig selbst ein paar Neujahrsgrüße verschicke, bevor ich mich aufs Zimmer schleppe und einfach nur noch in mein Bettchen falle.

10

Die folgenden Tage verbrachte ich fast ausschließlich im Krankenhaus, erfüllte die Wünsche der beiden, holte Dinge, die sie brauchten, und brachte andere zurück, bügelte die Hemden meines Vaters, obwohl ich bügeln hasse, und versuchte, den beiden diese schwere Zeit so angenehm wie möglich zu machen. Die späten Abende verbrachte ich meist im Haus, und nachdem ich alles erledigt hatte, ging ich zu den Nachbarn, die mich in dieser Zeit stützten, mir bei allem halfen, mir zuhörten und mich trösteten, und denen ich für ihre Zeit, ihre Hilfe und ihre Wärme mehr als zutiefst dankbar bin.

Mein Vater schlief in dieser Zeit viel, aber wenn er erwachte, ging er zu Marianne, setzte sich auf die Bettkante und hielt ihre Hand. So vertraut. Ich schwöre, dass ich diese Vertrautheit nie zuvor gesehen habe, und mir wurde warm ums Herz. All das, was ich von und über diese beiden Menschen gedacht hatte, eigentlich irgendwie mein ganzes Leben lang, schien mir mit einem Male falsch zu sein, vor allem war es komplett unwichtig, denn es war nur aus den wenigen Begegnungen entstanden, der wenigen Zeit, die ich mit ihnen verbracht hatte.

Hier saßen und lagen zwei Menschen, die sich tief liebten, die sich ohne Worte verstanden und die beieinander waren, in guten wie in schlechten Zeiten, und ganz ehrlich, die Zeiten waren schlecht.

Mit einem Male drehte sich mein Vater zu mir um. »Du wolltest doch immer meine Uhr haben, meine goldene Rolex«, sagte er. Er drehte sich zurück zu Marianne. »Wo ist die eigentlich?«

In meiner Kindheitserinnerung trug mein Vater immer eine silberne Uhr, und in den wenigen Momenten, an die ich mich erinnere und an denen er mich an der Hand hielt, blitzte es immer so schön an seinem Handgelenk. Viele Jahre zuvor bei einem Telefonat hatte er mich gefragt, was ich eigentlich von ihm haben wolle, wenn er einmal stürbe. »Nichts«, hatte ich geantwortet, doch dann fiel mir die Uhr ein und ich schoss ein »Deine Uhr« hinterher, denn sie verband mich irgendwie mit ihm in meiner Erinnerung.

Nun entbrannte eine heftige Diskussion darüber, wo seine Uhr sei, warum er eigentlich jetzt so eine billige Uhr am Arm trage, wo seine Breitling sei, und am Ende stellte sich heraus, dass Marianne seine »goldene« Rolex ihrem Bruder mit nach Holland gegeben hatte, während seine Breitling wohl im Safe war, von dem der Schlüssel unauffindbar war, und der Zugangscode war selbst von ihr, die früher viel Steno geschrieben hatte, nicht mehr zu entziffern.

So wurde die Uhr auf schnellstem Wege zurückgeordert, und eigentlich war mein Vater sauer, weil Marianne sie ihren Verwandten über seinen Kopf hinweg mitgegeben hatte.

Die Uhr war natürlich gerade wirklich nicht das Wichtigste in meinem Leben, aber ich freute mich dennoch, als ihr Bruder sie bei seinem nächsten Besuch ein paar Tage später mitbrachte. Die Enttäuschung war groß, denn es war nicht die Stahluhr, von der ich damals gesprochen hatte und an die ich mich erinnerte. Aber es war auch keine goldene Uhr, an die sich mein Vater meinte zu erinnern. In Wirklichkeit war es eine aus Stahl und Gold, die er irgendwann einmal gekauft hatte. An die Uhr, um die es ging, konnte er sich zwar erinnern, er wusste aber nicht, ob er sie verkauft oder verschenkt hatte oder was auch immer mit der Uhr passiert war.

Dennoch beschloss ich, das Geschenk anzunehmen, denn beide meinten: »Katy, das ist ein Familienbeschluss und das ist jetzt deine Uhr.« Der Gedanke, dass sie das beide zusammen beschlossen hatten, freute mich irgendwie besonders, denn es zeigte, dass sie wirklich gemeinsam durchs Leben gingen und Entscheidungen gemeinsam trafen.

Ich ließ beim Juwelier ein paar Glieder aus dem Band entfernen und trug sie fortan. Dann entschied ich, dass ich meinem Vater seine andere schöne Uhr bringen werde, seine Breitling, auch wenn man keine wertvollen Schmuckstücke mit ins Krankenhaus nehmen soll. Aber seine Uhren trug er ja immer Tag und Nacht, daher schien es mir sinnvoll, ihm seine zu bringen.

Am nächsten Tag machte ich mich also auf in den Keller und suchte den Safe, der sich hinter gestapelter Pappe verbarg. Da es keinen Schlüssel gab und niemand den Code kannte, entschied ich, den Safe aufzuknacken. Oder besser gesagt, knacken zu lassen. Ich rief ein Unternehmen an, das Schlösser öffnet, und erklärte meine Situation. Der freundliche Mann am anderen Ende erwiderte, dass man mir jemanden an die angegebene Adresse schicke, ich allerdings den Feiertagszuschlag zahlen müsse. Ich hatte in all dem Trubel ganz vergessen, dass es Sonntag war, aber ich war gewillt, meinem Vater abends die Uhr zu übergeben, daher willigte ich ein.

Als ich das Auto vorfahren hörte, öffnete ich die Tür, und zwei Männer kamen mir entgegen, erstaunt darüber, dass ich ja doch ins Haus gelangt sei. Ich hätte doch den Schlüsseldienst bestellt. Anscheinend handelte es sich hier um ein Missverständnis, aber nachdem ich es aufklären konnte, folgten die beiden mir in den Keller. Ein mulmiges Gefühl begleitete mich, als ich mit ihnen die Treppe herabstieg. Wie blöd muss man sein, zwei Typen, die man nicht kennt, einfach zum Haus-Safe zu führen? Aber jetzt gab es eh kein Zurück, und nachdem ich die Pappen beiseitegeräumt hatte, wurde neugierig der Safe beäugt. Da sich das Objekt der Begierde im Werkzeugkeller meines Vaters befand, hatten wir genug Brecheisen, Hammer und große Schraubenzieher zur Verfügung, und ich sah zum ersten Mal, wie schnell ein Safe doch geknackt werden kann. Allerdings war dies keine leise Aktion, und ich wunderte mich, dass nicht schon längst die Nachbarn vor der Tür standen, die doch sicher aufmerksam auf Einbrüche in der Umgebung achten würden.

Nach einer knappen halben Stunde hielt ich die Breitling meines Vaters in den Händen, zahlte den Jungs, die mich dann doch tatsächlich noch erpressten, mehr als vereinbart und war nur heilfroh, als sie endlich abrauschten.

Papa strahlte über das ganze Gesicht, als ich ihm seine Uhr übergab, und er hat sie bis heute nur an ganz wenigen Tagen abgelegt. Wir berieten noch eine Zeit lang, was als Nächstes zu tun sei, und als beide müde waren, fuhr ich zum Haus zurück.

11

Mittlerweile fürchtete ich mich vor dem Haus, denn zwischen unendlich vielen Unterlagen, die ich in den Ordnern suchen musste, sowohl für den Notar als auch für den Makler, von alten Plänen über Umbauten bis hin zu Verträgen, wühlte ich nicht nur in dem Leben der beiden herum, ich begegnete auch meinem eigenen Leben.

Ich sehe mich noch auf dem großen Drehstuhl am Schreibtisch meines Vaters sitzen, dem der Schreibtisch von Marianne gegenübersteht. Kopf an Kopf. Große Büroschreibtische, obenauf übervoll mit Heftklammern, Brieföffnern, Tackern aus allen Jahrzehnten, gerahmten Bildern, hinter mir reihenweise Architekturbücher und an der Wand der Meisterbrief meines Vaters, links neben mir alte Schränke, vielleicht Erinnerungen an meine Großmutter Mine, bis zum Platzen und von oben bis unten gefüllt mit Bildern, darauf altes Kinderspielzeug, vor mir Drucker, Scanner, Telefone, Bürolampen, alte wie neue Kataloge, gefühlt Hunderte Visitenkarten, dazu Visitenkartenordner, neben mir zwei große Stahlschränke, ebenfalls gefüllt mit Ordnern, Zeichnungen und Entwürfen, obenauf seine Bierkrugsammlung, und überall Papier, Papier, Papier und Mitbringsel, wohin ich auch schaue, kaum ein Flecken scheint ungenutzt. Ich öffne die Schubladen, eine nach der anderen, und begegne Tausenden unterschiedlichen Schlüsseln und so ziemlich allem, was ein Architekt und Bauzeichner in seinem Leben an Utensilien braucht oder brauchte, dazu wieder kleine, sehr persönliche Dinge, die es ihm wert waren, sie aufzuheben. Links befinden sich die größeren Schubladen, ich öffne die obere, greife wahllos hinein in die hängenden Ordner und bekomme einen Weinkrampf. Vielleicht hatte ich diesen Ordner gegriffen, weil es der dickste war, ich erinnere mich nicht. Auf dem durchsichtigen Tab steht mein Name. Katy. Mir laufen die Tränen übers Gesicht, während ich langsam den Ordner öffne. All meine Kinderbriefe, die ich meinem Vater je geschrieben habe, kommen zum Vorschein, und ich gucke auf meine Kinderseele, die den Papa so sehr vermisst. Von »Wann kommst du mich denn mal besuchen?« bis hin zu Zettelchen, auf denen ich ihn und mich gemalt habe, neben sein Gesicht mit Schnauzbart ein »Pappa« in Großbuchstaben gekrickelt, mit einem P zu viel, aber voller Liebe gezeichnet.

Und hier finde ich auch das Schwarz-Weiß-Bild aus fernen Tagen. Ein hölzerner Steg, dahinter Weite und Berge am Horizont. Ein See. Ich kenne den Ort nicht, aber ich erkenne den kleinen Poncho, ich glaube, er war grün und hatte eine feine rote, geringelte Bordüre am Halsausschnitt. Meine Oma Gertrud, eine wundervolle Schneiderin, die ihren Töchtern, meiner Mutter und meiner Tante, aus den edelsten Zwirnen, die die Zeit zuließ, nahezu »Couture« auf die Figur zauberte, hatte ihn genäht. Vor langer, langer Zeit.

Der Mann auf dem Foto hält die Hand des kleinen Mädchens, sicher und fest. Er schaut zu ihr herüber, als ob er sagen wolle: Hab keine Angst, ich lass dich nicht los. Nichts wird dir geschehen.

Etwas sehr Vertrautes liegt in diesem Bild, Ruhe und Wärme, obwohl der Wind stark zu wehen scheint.

Ich kann nicht aufhören zu weinen, mein eigenes Schluchzen erstickt mich fast. Mir fremde Laute kommen aus meinem Mund, als rolle sich der Schmerz zusammen und versuche auf diese Art gleich Wellen aus mir herauszubrechen, immer wieder unterbrochen von seltsamem Glucksen der Spucke, die ich nicht zu schlucken vermag.

Wie unendlich fern war mir dieser Gedanke fast mein Leben lang, wie unendlich dankbar bin ich für diesen Fund, fühlend:

Mein Vater hat mich immer geliebt!

Auch werde ich hier jeden Artikel, der in Zeitungen oder Zeitschriften je über mich veröffentlicht wurde, finden, kleine Schnipsel, fein aufgeklebt oder auf Doppelseiten in Folien geschweißt. Mein ganzes Leben liegt hier vor mir, so scheint es, und ich dachte, ich gehe ihm am Arsch vorbei. Dem Vater, der nicht für mich da war, auch dann nicht, als ich mit siebzehn Jahren die Schule in Kiel verließ, weil ich ihn, meinen Vater, besser kennenlernen wollte.

Entschlossen, ihm eine Chance zu geben, für unser beider Leben. Aber anstatt mich bei sich und Marianne aufzunehmen, mietete er mir eine kleine Wohnung und überließ mich mehr oder minder meinem Schicksal. Auf dem Gymnasium, das ich nun besuchte, bis aufs Äußerste gemobbt und unter den schlechtesten Voraussetzungen, die man sich vorstellen kann, mit einem falsch ausgestellten Zeugnis des Ernst-Barlach-Gymnasiums in Kiel, das später zwar korrigiert wurde, denn ich war nachweislich versetzt worden, wenn auch nicht mit großartigen Noten, das mir aber dennoch den Vorwurf des vorsätzlichen Betruges einbrachte und mich in eine Schulhölle verschlug, aus der ich kaum entrinnen konnte und in der der Direktor es sich zur Aufgabe gemacht zu haben schien, meine Würde komplett zu vernichten, indem er mich zu jeder großen Pause per Lautsprecher in sein Rektorenzimmer zitierte, um mir nahezulegen, die Schule zu verlassen, hatte ich keinen Ansprechpartner in der Familie außer meiner Mutter, die sich in Kiel darum bemühte, den schulischen Fehler korrigieren zu lassen und sich bei tränenreichen Telefonaten geduldig anhörte, wie ich ihr meinen Fehler eingestand, kurz vorm Abitur die Schule gewechselt zu haben.

Meinen Vater sah ich eigentlich nie und so ging ich auch irgendwann nicht mehr zur Schule, machte stattdessen Straßenmusik mit meiner Gitarre, verdiente in Duisburg am Hauptbahnhof mein Geld, lernte meinen Freund Arndt kennen, ebenfalls Straßenmusiker, der kurze Zeit später Sannyasin wurde, und beschloss kurz vor

Weihnachten, mit ihm, seinen orange-rot gefärbten Klamotten und drei seiner Freunde das Land zu verlassen, Richtung Kreta.

All das hätte womöglich geklappt, ich hätte vielleicht auf Kreta Musik gemacht und Menschen tätowiert, was ich kurz vorher noch gelernt hatte und womit man dort in Griechenland angeblich gutes Geld verdienen konnte, wenn nicht ausgerechnet genau an diesem Tag der Schnee so hoch lag, dass der Transalpin nicht fuhr.

Dazu hatte Arndt mir nachts etwas Wichtiges in mein Tagebuch geschrieben, was ich aber erst auf dem Bahnhof erfuhr. Die vier Jungs waren vorgefahren, während ich beschlossen hatte, mich noch bei seiner Schwester, die mit Brustkrebs im Krankenhaus lag, zu verabschieden. So trudelte ich also erst ein, als der Zug eigentlich abfahren sollte, und sah die vier am Bahngleis auf ihrem Gepäck sitzen, vor allem aber sah ich das enttäuschte Gesicht meines Freundes, der sichtbar nicht fassen konnte, dass ich überhaupt kam, sehr zu meiner eigenen Verwunderung. Über die Lautsprecher wurde bekannt gegeben, dass an diesem Tag keine Züge mehr den Bahnhof verlassen werden, und so machten wir uns auf den Rückweg in sein altes Apartment, das noch bis zum 31.12. angemietet war.

Dem Gedicht, das er mir hinterlassen hatte, durfte ich entnehmen, dass jeder Mensch, aus seiner Sicht, lernen müsse, allein zu gehen, und nur dann, aber wirklich nur dann, wenn man allein gehen könne, dürfe man sich einer Gemeinschaft anschließen.

Ich liebte meinen Freund, und ich versuchte auch, ihn und das Gedicht zu verstehen. Aber eigentlich war ich nur enttäuscht und zutiefst verletzt. Ich war bereit gewesen, alles aufzugeben, alles hinter mir zu lassen, und ja, ich wollte mit ihm dieses neue Leben leben und begehen, aber das war nicht in seinem Sinne und entsprach anscheinend jetzt, da sich Arndt in den Sannyasin verwandelt hatte, nicht mehr seiner Weltanschauung. Ich könne ja nachkommen, wenn ich so weit sei, ließ er mich noch wissen.

Mein Entschluss stand fest. Keinesfalls würde ich mich als Anhängsel erniedrigen und mir mein Leben lang von ihm vorwerfen lassen, ich könne nicht allein gehen. Niemals. Morgens gegen 5 Uhr, als alle noch friedlich schliefen, nahm ich meinen orangefarbenen Rucksack, meine Gitarre und die selbst gestrickten Fäustlinge meiner Mutter, mein Weihnachtsgeschenk, und fuhr zum Bahnhof, nicht ohne vorher noch meinen silbernen Armreif, den Arndt so liebte, neben seinen Kopf aufs Kissen zu legen, mit ein paar wenigen Zeilen auf einem kleinen Zettel, der ihm und den Jungs viel Glück wünschte. Bis auf einen Brief, ein paar Monate später, habe ich nie wieder etwas von ihm gehört.

Meine Tränen tropfen hier im Arbeitszimmer meines Vaters auf mein Leben, Vergangenes und Jetzt, das sichtbar vor mir liegt, und mir wird klar, dass mein Vater sehr wohl an meinem Leben interessiert war und ist. Nur hat er es nicht so gezeigt, wie ich es mir gewünscht hätte, wollte ich doch so gern von ihm geliebt werden. Und ist nicht aus seinem Unvermögen heraus bei mir diese Wucht entstanden, ihm eigentlich ein Leben lang keine weitere Chance mehr zu geben? Oder bin ich nur selbst nicht in der Lage gewesen, dieses Brauchen zu formulieren?

Wie auch immer, ich werde heute keine Unterlagen mehr heraussuchen können, denn meine Augen sind überdimensional geschwollen, und ich bin in tiefem Kummer und voller Traurigkeit über unser aller Situation, von der ich in dieser Nacht nicht weiß, wie ich sie lösen werde. Nur eines weiß ich mit Sicherheit, ich werde diese beiden Menschen so gut wie möglich unterstützen, und ich werde nicht nachlassen, gewissenhaft zu sein. Ich werde niemanden allein lassen, weder meinen Vater noch Marianne, und ich werde mich nicht verkrümeln, obwohl das vielleicht sogar menschlich wäre nach all den Jahren und nach all dem, was geschehen ist. Ich werde mich den Herausforderungen stellen und den Kopf oben halten, so, wie ich es mein ganzes Leben gemacht habe. Basta. Ich bin in ihrer Geschichte gelandet, mittendrin, und vielleicht erlöst mich das auch von all den Fragezeichen auf der Haut. Ich löse den kleinen »Pappa«-Zettel aus dem Ordner, gehe schluchzend die Treppen herunter und fühle mich elend, während ich durch die vielen Glasscheiben in die Nacht blicke. Ich kann dieses Haus nicht retten, nicht für ihn, und sie will es nicht mehr. Wenn es für beide eine Zukunft geben sollte, dann nicht mehr hier, das wird mir schlagartig klar. So lösche ich das Licht und weiß, morgen werde ich beginnen, konzentriert den Verkauf des Hauses anzugehen, der Notartermin steht.

12

Alles gar nicht so einfach, wenn man das meiste allein bewältigen muss, aber ich beiße mich jeden Morgen durch meine Tagesplanung, Telefonate mit Krankenkassen und Ämtern, und ich höre mich immer öfter auf den Satz »Frau Karrenbauer, das geht so nicht« antworten: »Erklären Sie mir doch bitte nicht immer, wie es nicht geht, erklären Sie mir bitte einfach nur, wie es geht«, bevor ich ins Krankenhaus fahre, versuche, Hoffnung zu verbreiten und die Wünsche der beiden zu erfüllen. Marianne ist oft sehr müde und sie wird immer dünner und schwächer, mein Vater ist oft genervt und möchte nach Hause. Ich verstehe ihn nur zu gut, aber ich weiß auch, dass ich ihn zu Hause nicht betreuen kann, und der Zeitpunkt, an dem ich ihn in die Kurzzeitpflege ins Nachbarhaus der Malteser bringen kann, rückt immer näher. Inzwischen habe ich mich auch mit dem Gynäkologen beraten, der vorschlägt, bei Marianne eine Art Biopsie zu machen, um eventuell den primären Krebs zu finden, wodurch sich eine, wenn auch nur kleine Heilungschance ergeben würde.

Und so überzeugen wir sie, ihr Bruder, der angereist ist, Papa und ich, diesen Eingriff machen zu lassen. Am Mittag vor dem Eingriff sitze ich, wie so oft, auf ihrem Bett und halte ihre Hand.

»Würdest du mich bitte morgen zur OP begleiten?«, fragt sie sanft, mit einem Blick, den ich nie vergessen werde. Zum ersten Mal in all der Zeit fühle ich bei diesem Menschen, der mir gegenüber in all den Jahren kaum eine Emotion durchblitzen ließ, Angst.

Und ich habe jetzt die Chance, diese Angst mit ihr zu teilen.

Hätte ich ablehnen sollen? Hätte ich sagen sollen, dass dies nicht unserer Geschichte entspreche?

Wie viel Mitgefühl bringt man für einen Menschen auf, den man jahrelang nicht mochte?

»Ja, das mache ich«, sage ich und fühle, wie ihr Körper sich erleichtert entspannt. Ich weiß nicht, ob sie ihren Bruder darum gebeten hat, aber es ist auch nicht wichtig. Wichtig ist nur, dass ich sie jetzt, durch die vielen Gespräche mit ihr, durch ihre Klarheit in dem, was sie mir auftrug, aber vor allem durch den Abend zuvor, als sie sich bei mir dafür entschuldigte, dass sie mich ein Leben lang nicht wahrgenommen hat, irgendwie mag. Ich empfinde keinen Groll mehr, der mich doch jahrelang getrieben hat.

Ja, ich weiß, wenn das Ende möglicherweise naht oder man es zumindest in Betracht ziehen muss, dass die eigene Zeit abgelaufen ist, klären Menschen noch das eine oder andere, werden sanfter. Aber ich habe ja auch genau das Gegenteil davon erlebt. Vor allem aber fühlte ich in diesem Moment, dass es richtig ist, ihr zu helfen und bei ihr zu sein.

Am Morgen muss ich ein paar wichtige Dinge erledigen, aber an diesem 7.2.2019 bin ich gegen 13.30 Uhr bei ihr im Krankenhaus, halte ihre Hand und schiebe sie, zusammen mit dem Pfleger, durch das Krankenhaus bis zum OP.

Schlagartig erinnere ich mich an die Herz-OP meiner Mutter, die ich Ende 2016 begleitete, und an den Moment, in dem ich ihre Hand losließ, auf die ich vorher ein Herz gemalt hatte, wie sie in den OP gebracht wurde, während ich nicht wusste, ob ich sie wiedersehen werde, mein altes Mütterchen. »Bis gleich!«, hatte ich ihr zugerufen, und sie rief zurück: »Bis gleich!« Wir sagen das immer, auch wenn wir uns manchmal länger nicht sehen. Meine Freundin Karen und ich haben das so übernommen und es gibt mir immer das Gefühl von »bald« und nicht das von »irgendwann«, somit ist es einfach sehr tröstlich.

Dass meine Mutter augenblicklich hinter den OP-Türen verschwunden war, hatte mir damals schwer zu schaffen gemacht, und ich war sofort in die Kirche gegangen, hatte Kerzen für sie aufgestellt und mich sogar in das »Buch mit den Zeilen an Gott« eingetragen mit der Bitte, dass ich sie zurückbekomme. Danach hatte ich betend dort auf der hölzernen Bank gesessen und auf eine Nachricht gewartet, den erlösenden Anruf, der dann endlich viele Stunden später auch kam. Der Brocken, der von meinem Herzen plumpste, wog schwer, und ich bin sicher, dass ich ihn auch aufschlagen hörte.

Nun allerdings ging ich nicht in die Kirche, sondern zurück zu meinem Vater. Wie so oft schlief er auf dem unbequemen Stuhl am Tisch, vor ihm lagen Zeitschriften, die ich vorsichtig beiseiteräumte, während er erwachte.

»Wollen wir Karten spielen?«, fragte ich ihn sanft. Grummelnd gab er mir zu verstehen, dass er eigentlich keine große Lust dazu habe, aber ich ignorierte das und zückte das Kartenspiel, das ich ein paar Tage zuvor mitgebracht hatte, erklärte ihm die Regeln, die er vergessen hatte, und wir spielten einige Stunden, ich versorgte uns derweil mit Kaffee und manchmal fiel mitten während des Spiels sein Köpfchen einfach nach unten und er entschlief. Was machte das schon? Es ging um nichts, außer darum, die Zeit des Wartens irgendwie zu überbrücken, und ich hatte, ehrlich gesagt, überhaupt keine Lust zu reden.

Gegen 19 Uhr wurde Marianne zurück auf das Zimmer gebracht. Sie stöhnte, obwohl sie zu schlafen schien.

Mein Vater lächelte, er war froh, dass sie zurück war, lebend, dann legte er sich erleichtert auf sein Bettchen und schlief ein. Ich selbst machte mich auf die Suche nach dem operierenden Gynäkologen und einige Zeit später saß ich mit ihm ein Stockwerk tiefer zusammen.

Er wirkte sehr müde, aber er nahm sich dennoch Zeit, mir die Situation genau zu erklären. Eigentlich hatte er sich nur durch zwei, drei kleine Schnitte, eine Art Biopsie, Zugang zum Inneren von

Mariannes Körper verschaffen wollen, um möglicherweise den primären Krebs zu finden. Aber schon dabei war er gescheitert, wie er mich wissen ließ, und er musste den gesamten Körper mit einem langen Schnitt öffnen, dem Marianne vorab zugestimmt hatte. Doch auch nach langer Suche hatte er den primären Krebs nicht ausfindig machen können, denn der Körper sei »durchmetastasiert«, der Darm liege brach, hart wie ein Brett, das Bauchfell sei so dick wie eine Schweineschwarte, alle Organe seien befallen bis in den Brustkorb hinein. Ich hörte geduldig zu, während ich innerlich zu zittern begann und um Fassung rang.

»Wissen Sie, Frau Karrenbauer«, begann er vorsichtig, »ich wollte Ihre Stiefmutter nicht aufgeben. Sie ist sportlich und drahtig, und hätte ich den primären Krebs gefunden, hätte ich vielleicht eine klitzekleine Chance gesehen. Darum hatte ich mich entschlossen, sie ›aufzumachen‹. Aber die Metastasen sind einfach überall und daher konnte ich nichts für sie tun.«

Die Flure erschienen mir grausam kalt, als ich nach draußen ging, um Luft zu schnappen und eine Zigarette zu rauchen, und nachdem ich mich noch mal versichert hatte, dass beide im Zimmer schliefen, ging ich weinend ins Hotel, dessen Bar mittlerweile wieder geöffnet hatte, setzte mich in meine kleine Raucherecke im Zelt dahinter und war dankbar für die freundliche Bedienung, die mir ein Glas Weinschorle brachte und mir mitfühlend zulächelte.

Am nächsten Tag um 12 Uhr sollte der Arzt zur Visite kommen, er hatte mich darauf vorbereitet, dass er alles genau mit Marianne besprechen wolle, vor allem die weitere Vorgehensweise, eine eventuelle Chemotherapie und was man noch für sie tun könne. So saßen mein Vater, ihr Bruder, sie und ich gegen 11 Uhr mit ihr im Zimmer und harrten der Dinge, die kommen sollten. Da der Arzt noch operierte, verzögerte sich sein Kommen, aber der Pfleger drängte schon darauf, dass mein Vater das Zimmer verlassen müsse, da ich ab diesem Tag einen Platz für ihn in der Kurzzeitpflege hatte.

Nervlich am Ende, raunzte ich ihn auf dem Flur an, es ginge hier schließlich um Leben und Tod und er solle den scheiß Rollstuhl für meinen Vater, in dem wir ihn entspannt ins Nachbarhaus bringen wollten, gefälligst später bringen, der Arzt sei noch nicht dagewesen und dass ich ihm Bescheid gebe, wenn wir so weit seien.

Kurze Zeit später erschien der Arzt, zusammen mit einer Ärztin, die ich auch bereits kennengelernt hatte. Etwa eine Stunde lang sprach er sehr ruhig von der Operation, was er gefunden habe, wie die Situation sich darstelle, beantwortete Fragen und endete damit, dass er jetzt zunächst eine Chemotherapie empfehle, bei der es ihr zunächst gut gehen werde, und dass er alles dafür tun werde, dass sie keine Schmerzen habe. Dies sei ein Versprechen.

Ich sah, dass sie durch ihre Wunde große Schmerzen hatte, aber sie lauschte ihm ganz ruhig, stellte ebenso ruhig ihre Fragen, und als er geendet hatte, drehte sie den Kopf in Richtung meines Vaters, der zerknittert am Tisch saß, und sagte:

»Wir hatten ein schönes Leben, Dietz. Es ist vorbei!«

Mein Vater saß da, als hätte ihn der Blitz getroffen. Dann sagte er ruhig:

»Marianne. Wir haben fast unser ganzes Leben miteinander geteilt und meist die Entscheidungen gemeinsam getroffen. Meinst du nicht, du solltest einfach mal eine Nacht darüber schlafen?«

»Nein!«, schoss es aus ihr heraus. »Es ist vorbei!«

Die Härte, mit der sie diese Worte sagte, erschütterte mich zutiefst, und ich sah meinem Vater an, wie sehr sie ihn trafen, wie fassungslos sie ihn machten.

Der Pfleger kam herein, brachte den Rollstuhl, und ich beschloss, meinen Vater so schnell wie möglich aus dieser Situation zu befreien, half ihm in den Rollstuhl, griff seine kleine Reisetasche, sagte Marianne und ihrem Bruder, dass ich nachher wiederkomme, und brachte meinen Vater den langen unterirdischen Weg rüber ins andere Haus, trank mit ihm in der Cafeteria noch einen Kaffee und fuhr ihn danach zur Aufnahme in die Kurzzeitpflege im dritten Stock, danach in sein kleines Zimmerchen, das ich ein paar Tage zuvor mit seinen Sachen bestückt hatte, Hemden und Hosen, Unterwäsche und all dem, was man so braucht, dazu hatte ich Zeitschriften besorgt und Bilder an die Wände gehängt, um den Raum etwas gemütlicher zu gestalten, und ich hatte eine kleine Leselampe an den Tisch geklemmt, auf dem ich frisches Obst und Gebäck vorbereitet hatte.

Aber mein größtes Glück war Schwester Michaela, meine Sonne von Anbeginn, die meinen Vater herzlich begrüßte und nach der Aufnahme auf der Station vorschlug, ihn zu baden. Mein Vater hatte mir gegenüber mehrfach den Wunsch geäußert, endlich mal wieder in einer Badewanne zu liegen. Zu Hause war er mehrfach gegen den Wannenrand geknallt und hatte sich immer wieder blutige Verletzungen am Schienbein zugezogen, wie Marianne mich hatte wissen lassen.

Die Augen meines Vaters leuchteten glücklich, und so überließ ich ihn Michaela und seiner Freude, während ich zurück zu Marianne aufs Zimmer ging, die ich dort nicht mehr fand. Man hatte sie auf die Gynäkologie verlegt, sie lag dort, blass und müde, einsam in einem kleinen Zimmerchen, und es brach mir fast das Herz.

Ich hatte mir vorgenommen, zeitnah noch mal mit ihr über ihre Entscheidung zu sprechen, aber jetzt war kein guter Zeitpunkt. In ihrem Blick sah ich Entschlossenheit, aber auch etwas, das man von kleinen Kindern kennt, die bockig oder trotzig sind.

»Soll ich Papa nachher zu dir bringen?«, fragte ich sanft, aber sie schüttelte den Kopf.

»Die Ärztin kommt nachher, um alles Weitere zu besprechen. Es wäre schön, wenn du dabei wärst, und kannst du bitte dafür sorgen, dass ich mehr Schmerzmittel bekomme?«

Ich versprach, mich darum zu kümmern und auch nachher wieder nach ihr zu sehen, mich zu erkundigen, wann die Ärztin den Termin angesetzt hatte und dann auch wieder bei ihr zu sein. Mittlerweile kannte man mich im Krankenhaus, und nahezu alle, denen ich begegnete, erkundigten sich nach dem Befinden meines Vaters und Mariannes, sprachen mir Mut zu, wenn ich weinend vor ihnen stand, trösteten mich und boten mir ihre Hilfe an. In dieser schrecklichen Situation wärmten mich all diese fremden Menschen mit ihren Worten und Taten, wie ich es nie für möglich gehalten hatte. Die Krankenhauskantine, in der ich über Tag inzwischen anschreiben lassen durfte, wurde zu meinem Büro, von dem aus ich die ersten Besichtigungstermine für das Haus abstimmte, mich immer wieder telefonisch mit meiner Mutter besprach und in der ich mich mit Kaffee versorgte, während ich das Leiden vieler anderer Patienten und Angehöriger wahrnahm, was mir wiederum das Gefühl vermittelte, nicht allein zu sein.

Meine Schwester bietet mir an, zu kommen, aber sowohl Marianne als auch mein Vater lehnen dies ab. Meine Schwester hatte vor vielen Jahre den Kontakt abgebrochen, und die Versuche meines Vaters, das Warum dafür zu erfahren, waren immer kläglich gescheitert. Sicher, sie hatte bestimmt ihre Gründe, aber auch meine wiederholten Bitten, die Dinge mit ihm zu Lebzeiten zu klären, waren stets vergebens gewesen.

Bis auf einmal, als sie sich von mir überreden lässt, sich mit ihm zu treffen. Ich bitte beide, dafür einen neutralen Ort zu wählen, aber mein Vater, stur wie er ist, ist wieder einmal beratungsresistent und wählt für das Treffen den Ort seiner letzten großen Baustelle, die er betreut hatte, hoch oben im Norden des Landes. Statt eines schönen Hotels wählt er nun also eine Pension, in der er früher nächtigte, vor allem aber nutzt er die Gelegenheit nicht, um mit ihr Dinge aus der Vergangenheit zu klären, sondern zieht wieder einmal seinen Stiefel durch, was zur Folge hat, dass sie sehr enttäuscht ist, das aber als gescheiterten Versuch irgendwie hinnimmt, weil sie genau das erwartet hat, er hingegen hat die gemeinsame Zeit als schön empfunden, wie er mir später erzählt, aber die Idee des Treffens, das Aussprechen, Klären und Vertragen, ist komplett in die Hose gegangen, denn sein Ego hat wieder mal gesiegt und er weitere verbrannte Erde hinterlassen.

Jetzt aber war sie dennoch bereit, über ihren Schatten zu springen und uns in seiner und auch meiner Not beizustehen, aber dies wurde kollektiv abgebügelt, und ich musste mich damit abfinden, allein weiterzumachen.

Die Zeit schien zu rennen und gleichzeitig stillzustehen. Aber vielleicht empfand ich es auch nur so, weil meine täglichen Herausforderungen sich nahezu glichen, lediglich der Zustand Mariannes immer schlechter wurde. Jetzt begann jeder Morgen gleich, nein, eigentlich der ganze Tag, Kaffee im Hotel, Aufstellung der zu erledigenden Telefonate, Terminabsprachen mit dem Makler und dem Notar, danach Krankenhaus, erst zu ihr, dann zu ihm, zurück zu ihr, danach den Vater im Rollstuhl zu ihr bringen, warten, Vater abholen, mit ihm an die frische Luft und später zurück in die Kurzzeitpflege, dann zurück zu ihr, ab ins Haus, abends wieder zu ihm, bis er müde war, Gute-Nacht-Küsschen für ihn und am Ende des Tages noch mal schnell zu ihr.

Ihre Familie kam, um Abschied zu nehmen, aber auch ein paar Dinge aus dem Haus zu holen, die sie ihnen zugesagt hatte, wie Schmuck, Bilder, Geschirr, Teppiche, Holzelefanten. Auch wenn ich wusste, dies alles war meines Vaters Erbe, ließ ich sie gewähren. Ich wusste eh nicht, wohin mit all dem Leben, dem Sammelsurium aus der Vergangenheit, für das ich selbst keinen Platz hatte, um es aufzubewahren, und für das mein Vater keinen Platz mehr haben würde, selbst wenn er das alles stehend überstehen sollte.

13

Man hatte Marianne inzwischen auf die Palliativstation gebracht, und je länger es dauerte, umso ungeduldiger schien sie den Tod zu erwarten. Das wenige Licht, das durch die Fenster drang, störte sie, vor allem wenn es Sonnenstrahlen waren.

Diese erinnerten an das Leben da draußen, aber sie hatte beschlossen, davon nichts mehr mitbekommen zu wollen.

Da ihre Schmerzen immer qualvoller wurden, flehte sie mich an, mit dem Arzt zu sprechen und um Erhöhung der Schmerzmittel zu bitten, was ich tat, ihn daran erinnernd, dass er ihr versprochen hatte, dass sie keine Schmerzen zu haben bräuchte.

Es war ein Mittwoch, als ich meinen Vater abholte und wieder einmal im Rollstuhl durch beide Häuser fuhr, bis hin zu ihrer Tür. Ich ließ ihn vor der Tür stehen und betrat ihr Zimmer, wollte nur kurz nachsehen, ob sie wach war. Ihr Körper bäumte sich auf und eine übelriechende, dunkelbraune Masse schoss aus ihrem Mund und drohte sie zu ersticken. Ich raste ins Bad, selbst von Übelkeit übermannt, griff alle Handtücher, die ich auf die Schnelle fand, sauste zurück und redete ihr gut zu, während ich versuchte, den Schwall aufzufangen, meinen Vater, der die Bremsen des Rollstuhls gelöst hatte und anfing, in den Raum zu rollen, mit den Worten »Papa, bleib bitte da, heute ist kein guter Tag« zu stoppen, mich innerlich ermahnte, ruhig zu bleiben und nicht in Panik zu verfallen, einen kurzen Moment der Entspannung ihrerseits dazu nutzte, an meinem Vater vorbei auf den Gang zu laufen und beim nahegelegenen Schwesternzimmer nur ein schnelles »Ich brauche bitte Hilfe« hineinzischte, während ich schon wieder zurücklief, meinen Vater bat, auf mich zu warten, die heraneilende Schwester flehentlich ansah, die dann für mich übernahm, den Rollstuhl meines Vaters im Türrahmen drehte und ihn den langen Flur entlang in die entgegengesetzte Richtung schob, nur weg von alledem, raus aus der furchtbaren Situation, dankbar, dass er das alles nicht gesehen hatte, während er fragte, was denn los gewesen sei und ich nur knapp und leise wiederholte: »Kein guter Tag, Papa«, und er sich damit zufriedengab.

Zwei Tage zuvor hatte sie mich schon darum gebeten, ihn nicht mehr zu bringen, aber mein Vater wollte sie gern sehen, bei ihr sein, er wollte sie überzeugen, doch noch die Chemotherapie zu machen, aber sie war dem Tod längst viel näher als dem Leben. Was also sollte ich tun? Respektierte ich ihren oder seinen Wunsch? Nachdem ich den restlichen Tag mit ihm verbracht und ihn ins Bett gebracht hatte, versprach ich ihm, noch einmal bei Marianne vorbeizuschauen, nach ihr zu sehen und ihr zu sagen, dass er sie liebe.

Ich schloss seine Tür sanft und öffnete nach fünfzehn Minuten Weg durch beide Häuser ihre Tür, ebenfalls sanft, nicht wissend, was mich erwartete. Ganz ruhig lag sie da und schlief. Ich schaute auf den Tropf, der ihr ein wenig Flüssigkeit in die Venen träufelte.

Der Mensch verhungert und verdurstet, nach und nach geben die Organe auf, das Sterben auf Raten setzt ein.

Ich hatte das ja schon einige Male erlebt und viele Gespräche darüber geführt. Auch und vor allem über das Sterben an sich. Über das Loslassen, wenn der Moment da ist, aber auch über das Festhalten am Leben, wenn Angehörige am Bett sitzen und immer wieder sagen: »Bitte verlass mich nicht, lass mich nicht allein, ich brauche dich«, das Leben des Sterbenden damit vielleicht sogar ein wenig verlängern, weil er durch Worte und Emotionen im Hier und Jetzt gehalten wird. Zumindest eine Zeit lang.

»Papa liebt dich«, sagte ich leise zu ihr, als ich mir den Stuhl neben das Bett gerückt hatte. Ich betrachtete ihren ruhigen Atem und schaute mich im Zimmer um, die Tulpen, die ich mitgebracht hatte, lächelten mich an, wie auch das Bild meines Vaters, das auf dem kleinen Nachttisch stand. Ich ließ die letzten Wochen Revue passieren und befand, dass ich diese für beide Menschen ganz gut hinbekommen hatte, auch wenn ich wusste, dass die schwerste Etappe für uns alle noch vor uns lag.

Nach etwa einer halben Stunde und etlichen Gedanken daran, wie wohl mein eigenes Ende sein würde und ob so auch mein letzter Blick aus dem Leben heraus stattfinden würde, streifte ich ihre Hand noch mal ganz sanft und verließ das Zimmer. Ich fuhr zum Haus, das ihre Familie nun wieder verlassen hatte, aber ich hielt es dort nicht lange aus.

Die fehlenden Teppiche und die Abdrücke der abgenommenen Bilder an den Wänden zeugten von einem neuen Lebensabschnitt, den ich kaum ertrug. Im Hotel angekommen, nahm ich mehrere Drinks in meinem Raucherzelt und lauschte den Gesprächen an den Nachbartischen, um auf andere Gedanken zu kommen. Danach fiel ich, in meinem Zimmer angekommen, in einen traumlosen Schlaf.

Donnerstag, der 17.1.2019 war ein sonniger, freundlicher Tag, den ich mit einem langen Telefonat mit meiner Mutter begann. Nach meinem Kaffee und der üblichen kleinen Liste fuhr ich zur Gärtnerei, um frische Tulpen zu kaufen, und direkt danach zum Krankenhaus. Auf der Palliativ angekommen, spürte ich, wie sich mein Gang verlangsamte, je näher ich Mariannes Zimmer kam. Der Schock des gestrigen Tages hing mir noch in allen Zellen meines Körpers, und es dauerte einen Moment, bis ich die Zimmertür öffnen konnte. Marianne lächelte, als sie mich sah. Ich wechselte die Tulpen, während ich sie fragte, wie es ihr gehe, bekam aber keine Antwort. Ich holte den Stuhl ans Bett und wir schauten uns lange schweigend an.

»Was wird nur aus Dietz?«, sagte sie mit einem Mal in die lange Stille hinein.

»Mach dir keine Sorgen um Papa. Ich nehme ihn mit nach Berlin, wenn er das möchte, und ich werde mich immer um ihn kümmern.«

»Das willst du tun?«, fragte sie fast ein klein wenig ungläubig.

»Ich verspreche es dir«, antwortete ich sanft. »Kümmer du dich jetzt nur um dich, und sei beruhigt, was Papa angeht. Er wird es immer gut haben, solange er lebt. Ich passe auf ihn auf.«

»Danke. Ich danke dir«, erwiderte sie und schloss die Augen, bevor sie einschlief und ich kurze Zeit später das Zimmer verließ, um nach meinem Vater zu sehen.

Mir war zu diesem Zeitpunkt nicht klar, dass das die letzten Worte sein würden, die über ihre Lippen kamen. Dass der letzte vielleicht bewusste Gedanke in ihrem Leben, den sie mit mir teilte, der an das Wohl meines Vaters sein würde.

Und immer wenn ich an Marianne denke, auch jetzt gerade, während ich diese Zeilen schreibe, erinnere ich mich an diesen Moment, der so viel über das gemeinsame Leben dieser beiden Menschen aussagt.

Vier Tage später, am frühen Morgen, nachdem ich jeden Tag dreimal nach ihr geschaut hatte, sie aber nicht mehr erwacht war und ich meinen Vater auch nicht mehr zu ihr gebracht hatte, entschlief sie der Welt. Auch wenn ich diese Nachricht nahezu täglich erwartet hatte, traf sie mich dennoch am frühen Morgen gegen 6 Uhr schmerzlich, denn das bedeutete auch, dass ich meinem Vater nun die traurige Gewissheit überbringen musste, dass sie das Zimmer neben ihm nicht mehr beziehen würde, dass die gemeinsame Zukunft für beide nun in der Vergangenheit liege und auch ihm nur die Erinnerung bleibe.

Ihre Lieblingskleidung in grellem Pink hatte ich schon vor Tagen ins Krankenhaus gebracht, und nach einem Telefonat mit der Krankenschwester, die mich wissen ließ, dass Marianne es »geschafft habe«, bat ich darum, ihr diese Kleidung anzuziehen. Ich kaufte Tulpen und nahm den Bilderrahmen mit einem hübschen Bild von ihr, den ich ebenfalls schon vorbereitet hatte, mit in die Kurzzeitpflege und fuhr ins obere Geschoss, in dem sich eine kleine Kapelle befand. Dort schmückte ich den kleinen Altar mit Blumen, Kerzen und ihrem Bild. Dann führte mich mein Weg wieder auf die Palliativstation.

Bevor ich meinen Vater zu ihr brachte, damit er Abschied nehmen konnte, wollte ich mich vergewissern, wie er sie dort vorfinden würde. Diesen letzten Anblick durfte ich nicht dem Zufall überlassen, so viel stand fest.

Die Schwester hatte sie gerade angezogen und sie lag friedlich auf dem Bett. Es sah so aus, als ob sie schliefe, und sie sah sehr hübsch aus, das kurze Haar umrahmte ihr helles, faltenfreies Gesicht. Nur die geschlossenen Lippen sahen eher aus wie ein Strich, dabei liebte sie immer ihren grellen pinken Lippenstift, und auch mein Vater, so glaube ich, kannte sie nur mit schwungvoll bemaltem Mund.

»Ist es sehr pietätlos, wenn ich ihre Lippen bemale?«, fragte ich die Schwester vorsichtig. »Machen Sie das«, erwiderte diese freundlich. »Sie glauben ja gar nicht, was Angehörige so alles machen nach dem Tod. Lippenstift ist da wirklich das Geringste, und wenn sie das liebte, warum soll sie jetzt nicht schön aussehen?« Und schon kramte ich in ihrer Handtasche und malte ihr vorsichtig einen wunderschönen Mund, als ich mich mit einem Male unendlich erschrak. Hatte sie sich gerade bewegt? Hatte sie nicht gerade geatmet? Aber die Schwester beruhigte mich und erklärte mir, dass sich das Bett, also genauer gesagt, die Matratze leicht bewege, damit der Körper nicht einfalle.

Nun stand mir der schwerere Gang bevor, ich wählte zunächst den Ausgang, ging um beide Häuser, Krankenhaus und Kurzzeitpflege, herum und machte mich dann auf zum Zimmer meines Vaters. Er lächelte, weil er sich freute, mich zu sehen.

Nachdem ich ihm die traurige Nachricht überbracht habe, die er wortlos und fast ungläubig entgegennimmt, so, als würde sie ihn gar nicht erreichen, schlage ich vor, ihn zu ihr zu bringen, damit er Abschied nehmen könne. Langsam fahren wir ein letztes Mal durch alle Flure, wir haben ja keine Eile.

»Schau mal, wie schön ihre Lippen sind, so voll und pink«, ist das Erste, was er sagt, als er Marianne dort liegen sieht. Ich fahre ihn ganz nah ans Bett heran und höre seinen tiefen Schluchzer, der mir durch Mark und Bein dringt. »Aber die Fingernägel hat sie sich nicht sauber gemacht.«

Er hält ihre Hand und streichelt sie, als wolle er sein Schneewittchen aus dem Schlaf erwecken, während ich mich frage, ob ich ihm sagen soll, dass der Tod bereits durch ihre Fingerspitzen gekrochen ist.

»Katy, ich muss aufs Klo«, reißt er mich aus meinen Gedanken, und sofort greife ich den Rollstuhl, drehe ihn herum und fahre ihn zur Toilette, helfe ihm, sich schnell zu entkleiden, und ziehe mich zurück ins Zimmer.

Hier stehe ich nun vor folgendem absurden Anblick: auf der einen Seite der Wand der Kopf von Marianne, liegend auf dem Bett, auf der anderen Seite die nackten Beine meines Vaters, mit heruntergelassener Hose.

»Genau das ist das Leben«, denke ich so bei mir, »denn Leben und Tod sind immer nah beieinander«, und ich beschließe, wenn ich jemals diese Geschichte verfilmen werde, würde der Film genau mit diesem Bild beginnen.

Absurd! Wie das Leben selbst.

14

Die Tage danach erlebe ich wie durch eine Rauchwolke, in der ich funktioniere und dennoch versuche, bei klarem Verstand zu bleiben.

Von dem kleinen Altar in der Kapelle (über der Station der Kurzzeitpflege), den ich für Marianne, aber vor allem für die Trauer meines Vaters errichtet hatte, mit einem Bild von ihr, Blumen und Kerzen, vor dem wir fortan ab und zu saßen, über »Holen Sie bitte die Sachen Ihrer Stiefmutter ab«, die Organisation rund um die Beerdigung, den Kauf eines viel zu großen schwarzen Anzuges für meinen Vater, da ich seine Kleidergröße nicht wusste, den ich am unteren Ende der Beine einfach »umklebte« und fein bügelte, damit er nicht darüber stolperte, bis hin zur Erfüllung seines Wunsches, ihn in sein Haus zu bringen, das er teils ohne Teppiche und einige seiner geliebten Bilder an der Wand vorfand, da sie, Marianne, diese Dinge ja, wie schon erwähnt, ihrer Familie überlassen hatte und die schon abtransportiert worden waren, was ich ja gebilligt hatte.

Ich erinnere mich gut an den Moment, in dem er sein Haus betrat, an seinen Blick, an seine Bitte, ihn nach oben in den ersten Stock in sein Arbeitszimmer zu bringen. Er saß dort auf dem schweren Schreibtischstuhl, der sich leicht drehte, und schaute irgendwie in die Leere.

»Mach mal den Schrank auf«, sagt er plötzlich mit fester Stimme, und ich öffne eine Tür nach der anderen, hinter denen die gefühlt Tausenden Ordner und Papier zum Vorschein kommen, dazu seine Playboy-Sammlung, beginnend in den 60ern.

»Du rauchst doch.«

»Ja.«

»Dann hast du auch ein Feuerzeug!«

»Ja, habe ich.«

»Komm, lass uns den ganzen Scheiß hier anzünden und verbrennen!«

Ich erstarre bei seinen Worten, aber ich verstehe ihn nur zu gut. Hier mischen sich Leben und Tod, Vergangenheit ohne eine gemeinsame Zukunft, und sein Gedanke dazu, das Verbrennen all dieser Papiere, bedeutet, dass er vollständig begreift, dass dieses gemeinsame Leben, auf das wir gerade gemeinsam blicken, mit Marianne gestorben ist.

»Nein, das werden wir nicht tun«, sage ich so laut, als müsse ich mich selbst davon überzeugen, dass wir das wirklich nicht tun, »wir werden vor dem Leben nicht davonlaufen.«

Er zieht noch mal die eine oder andere Schublade auf, schaut auf all das, was er dort in den Jahren zusammengesammelt hat, aber es scheint ihn nicht mehr zu interessieren.

»Komm, Väterchen«, sage ich sanft, und willig nimmt er meine Hand und erhebt sich. »Mein Meisterbrief«, sagt er leise, als wir das Arbeitszimmer verlassen, er einen flüchtigen Blick auf den fein gerahmten Brief an der Wand wirft, und gemeinsam gehen wir durch alle Räume im Obergeschoss, Schlafzimmer, Bad, Abstellraum, Gästezimmer. Dann steigen wir die Treppe hinab, vorbei an den fehlenden Bildern vergangener Jahre, Jahrzehnte, die helle Flecken als letzte Erinnerung an der Wand hinterlassen haben. Sein Gang ist schwer, ich weiß nicht, was er denkt, aber seine Traurigkeit frisst sich in mich hinein und ich würde am liebsten schreien und losheulen, aber ich muss stark sein, für ihn, für mich.

Unten angekommen, schaut er sich noch einmal um, während er »Selbst die Elefanten haben sie mitgenommen« verächtlich durch seine Zähne pfeift, um dann eine Bitte, fast wie einen Befehl, an mich zu richten: »Bring mich hier raus!«, und ich greife meine

Tasche und den Autoschlüssel, und wir gehen, ohne uns noch einmal umzusehen. Es wird das letzte Mal sein, dass mein Vater sein Haus betritt, und ich werde diese Schwere des Momentes niemals vergessen.

Wie könnte ich auch? Ich werde in den kommenden Jahren von vielen unterschiedlichen Menschen genau an diesen Moment erinnert werden, auch wenn es dann ihre Geschichten sind. Ich werde immer wieder hören, wie traurig der Abschied war, der Abschied vom vergangenen Leben, nur weil man alt geworden oder der Partner gestorben ist und man sich allein nicht mehr versorgen konnte. Ich werde Geschichten hören von Kindern, die ihre Mutter, ihren Vater ins Altenheim brachten und denen es nicht schnell genug ging, endlich in das »jetzt umgebaute Haus« der Eltern zu ziehen und die nun leider keine Zeit mehr haben, den Menschen, den sie »umgeparkt« haben, zu besuchen, weil das Leben ja weitergeht. Von Erbstreitigkeiten mal ganz abgesehen.

Nicht alle, aber viele Geschichten werden sich ähneln, und ich werde mir immer die Frage stellen, ob ich das Haus für ihn nicht doch hätte halten können, damit er dort einen schönen Lebensabend verbringt. Aber er selbst und Marianne hatten mich ja mit dem Verkauf beauftragt, nicht wissend, dass er die letzte Reise ohne Marianne antreten würde müssen, und ich hatte längst beschlossen, ihm anzubieten, mit mir nach Berlin zu kommen, damit ich mich um ihn kümmern kann.

15

Mariannes Bruder hatte eine schöne Beerdigung in Venlo vorbereitet und mir damit viel Arbeit abgenommen, die ich eh nicht hätte leisten können. Einladungen, Karten, die Rede des Pfarrers, Bilder, die über einen Beamer gezeigt werden sollten, und auch die Musik, die gespielt werden würde, organisierte er, auch wenn Papa natürlich seine Musikwünsche äußern durfte. Ich war dafür sehr dankbar, auch wenn Marianne, entgegen dem, was Papa und sie einmal zusammen entschieden hatten, nämlich dort irgendwann gemeinsam auf dem kleinen Waldfriedhof zur letzten Ruhe gebettet zu werden, ihren Wunsch kurzfristig geändert hatte und nun zwar in Venlo eingeäschert werden, danach aber in ihre alte Heimat gebracht werden wollte, um auf den Wiesen, auf denen sie als Kind gespielt hatte, verstreut zu werden. Diese Entscheidung irritierte meinen Vater sehr, da es nie mehr einen Ort geben würde, an dem er sie »finden« können würde.

Ich selbst kann das einerseits gut verstehen, denn auch ich würde gern irgendwann an einen Ort gehen können, wo ich den Menschen zu wissen glaube, den ich liebe, oder zumindest seine Gebeine wähne. Allerdings habe auch ich den Wunsch für mich selbst, verbrannt und danach verstreut zu werden, um mit dem Wind zu ziehen, irgendwo am Meer, wo ich weit gucken kann und noch weiter hinfort getragen werde.

Aber auch das hat sich in den Jahren immer mal wieder geändert, denn anfänglich dachte ich für mich an eine Seebestattung, wobei mir heute der Wind viel lieber wäre. Ich hoffe, ich werde es wissen, wenn es so weit ist und ich es noch selbst bestimmen kann.

Vielleicht ist mir dann die Nähe von Vater und Mutter lieber, falls man sich doch im Jenseits begegnen sollte. Dann müsste ich nicht so lange nach ihnen suchen.

Mit den befreundeten Nachbarn, die uns freundlicherweise zur Beerdigung begleiten und auch fahren, treffen wir in Venlo ein. Im Rollstuhl schiebe ich meinen Vater auf das Krematorium zu, als er mich bittet, kurz anzuhalten. Aufrecht möchte er zum letzten Gruß, zum letzten Abschied gehen, und ich reiche ihm seinen Stock, als er sich erhebt und langsam durch die kühlen Hallen schreitet, die von leisem Schluchzen erzittern. Er begrüßt ihre Familie, die in all den Jahren auch seine geworden ist, und ich treffe teils auf Menschen, die ich nie zuvor gesehen habe. Dann bringe ich ihn kurz zur Toilette, und als wir zurückkommen, hat sich die Gesellschaft schon auf den Weg in die Kirche gemacht, in der Marianne aufgebahrt liegt.

Wir gehen als Letzte hinein, langsam schiebe ich den Vater im Rollstuhl an die freien Plätze in der ersten Reihe, die man anscheinend für uns vorgesehen hat.

»So long, Marianne« von Leonhard Cohen ertönt, während wir alle schluchzend auf die Komposition der Bilder und des Sarges schauen, und ich entdecke, dass man vergessen hat, an dem Blumengesteck mit weißen Lilien, das ich für meinen Vater gewählt habe, seinen Namen auf eine Schleife zu schreiben, da einfach die gesamte Schleife fehlt.

Wir haben das Lied »She« von Charles Aznavour gewählt, denn die beiden liebten seine Chansons und dieses passt besonders gut, der Text ist erfüllt von Zauber und Liebe und auch ich liebe dieses Lied. »The meaning of my life is she«, endet die letzte Zeile, und besser könnte man die Trauer meines Vaters wohl kaum beschreiben.

Reden werden gehalten, ich halte meines Vaters Hand.

Dann wird er gebeten, seine Rede zu halten und dafür an das Rednerpult zu kommen. Ich erschrecke, denn jetzt müsste ich entweder den Rollstuhl holen oder aber seinen Stock, um ihn dann sicher an dieses Pult zu bringen. Aber er hebt nur die Hand, atmet kurz durch und sagt: »Was ich meiner Frau zu sagen habe, das kann ich auch im Sitzen sagen.«

Totenstille.

Und ich liebe ihn dafür, weil er so recht hat. Wozu soll sich der alte, gerade zu Tode betrübte und gebrochene Mann denn an ein Pult schleppen? Nur um sie geht es, nicht um die bucklige Verwandtschaft. Und so hält er eine flammende, frei gesprochene Rede, von der wir beide später nicht mehr wissen, was er gesagt hat.

Ich habe meinen Vater bis zu Mariannes Tod nie weinen sehen und seine Rede bewegt mich tief. Danach spreche ich, ja, am Rednerpult. Ich erzähle von den letzten Wochen in Mariannes Leben, vom Verzeihen und von Sanftmut, von unseren Gesprächen und wann es still um sie wurde, ich erzähle aber auch von uns Kindern, meiner Schwester und mir, die wir an dem Leben der beiden wenig teilhaben durften, weil sie sich für ihre Liebe zueinander entschieden hatten. Ich vermeide jeglichen Vorwurf, denn er passt hier nicht her. Als alle gesprochen haben, erheben sich die Ersten, verabschieden sich und versperren meinem Vater, den ich wieder in den Rollstuhl gesetzt habe, den Blick auf den Sarg. Geduldig warte ich, bis ich ihn als Letzten an den Sarg schieben kann, er noch einmal sanft seine Hand darauflegt, als ob er sie durch das Holz hindurch spüren könnte, und wir folgen den anderen, die schon längst bei Kaffee und Kuchen angekommen sind.

Auch heute noch erzählt mir mein Vater manchmal von dem Moment, als er mit ihr allein war, was er nicht war. Aber das ist unwichtig. In seiner Erinnerung liegt sie nackt unter einem federleichten Tuch und erhebt sich dann. Mit seinen schönen, gepflegten Händen wedelt er dann sanft, als beschreibe er ein Blatt, das zum Himmel fliegt, statt zu fallen.

»Und, Katy, dann ist sie so nach oben geschwebt und da standen ganz viele Menschen in einer Reihe. Sie haben Marianne Platz gemacht und sie in ihrer Mitte aufgenommen. Langsam ist sie dann weitergegangen, und als sie am Tor war, hat sie sich umgedreht und mich angelächelt. Dann ist sie reingegangen.«

Dieses Bild, das er beschreibt, rührt mich sehr, und ich ergreife immer die Gelegenheit, ihm dazu etwas Mut zuzusprechen.

»Schau mal, Paps. Ist es nicht schön, dass sie dort gern gesehen war und man ihr sogar Platz in der Reihe gemacht hat? Man mochte sie. Und sie hat dich noch angesehen und gelächelt. Es ging ihr wohl gut, und sie hat sich noch einmal verabschiedet, bevor sie verschwand. Ich finde das tröstlich.«

Das finde ich wirklich, obwohl sich inzwischen die Geschichte in seiner Erinnerung etwas verändert hat. Nun erzählt er zwar noch denselben Beginn, aber sie schwebt nicht mehr nach oben, sondern versteckt sich hinter Häusern, bis sie nicht mehr sichtbar ist. Was auch immer ihn tröstet, ist gut, auch wenn ich selbst die erste Erinnerung schöner finde.

16

Es ist Februar 2019, und ich beschließe, in das Apartment einer langjährigen Freundin zu ziehen, um in Ruhe das Haus aufzulösen, Möbel in Absprache mit meinem Vater zu verkaufen, alle Papiere durchzusehen und Erinnerungen an Marianne an ihre Familie zu übergeben. Keine leichte Aufgabe, denn es geht auch immer wieder um die Entscheidung, was er braucht, woran er hängt, was ihm wichtig ist. Sie wird nichts mehr brauchen.

Zwei Monate gehen ins Land, ich sehe meinen Vater täglich und bringe ihn auch jeden Abend zu Bett, bevor ich danach ins Haus gehe und weitermache. Mittags nehme ich Besichtigungstermine wahr, packe, denn ich habe einen Käufer für nahezu alles gefunden, Möbel, Geschirr, das meiste wird zusammenbleiben und nach Sri Lanka verschifft werden, was mich sehr freut. Auch wenn man für damalig sehr teure Weichholzmöbel heute nahezu nichts bekommt, ist es ein schöner Gedanke, dass all diese Dinge noch mal ein neues Leben bekommen.

Zettel für Zettel werde ich in die Hand nehmen, jedes einzelne Teil, das im Haus verblieben ist, und ich muss dazu sagen, mein Vater ist ein Sammler. Als es um den Keller geht, breche ich nahezu zusammen, denn dieser ist mehr als übervoll mit Dingen, die ich weder mitnehmen noch brauchen kann. Ich telefoniere mit meiner Schwester, die mir sofort ihre Hilfe anbietet, und dankbar nehme ich an. Gemeinsam besuchen wir unseren Vater und werfen uns dann in die Kellerschlacht. Da mir die Nachbarn in all der Zeit immer wieder liebevoll und hilfreich zur Seite stehen, lasse ich meist die Haustür offen, da ich mich irgendwo im Haus befinde. So sehe ich oben am Mittag des Folgetages in ihrem gemeinsamen Schlafzimmer noch einmal die Schubladen der Nachttische durch und finde einen kleinen weißen Plastikdrücker mit blauem Punkt.

Toll, denke ich, sie konnten von hier oben sogar die Rollläden des Hauses herablassen, und ich drücke einige Male darauf, aber nichts passiert.

Wichtige Dinge kommen in den Küchenschrank, und da ich nicht weiß, wofür das hier gut sein soll, platziere ich also die weiße Fernbedienung ebenfalls dort, bevor ich zum Trainingskeller, vollgestopft mit Golfsachen, Kleiderschränken und Koffern, die allesamt bis zum Rand gefüllt sind, hinabsteige, während meine Schwester Susan sich im Handwerkskeller zu schaffen macht und die alte Weihnachtskrippe rettet, Werkzeug und etliches mehr.

»Hallo?«, erklingt es mit einem Male von oben aus dem Erdgeschoss.

»Hallo!«, rufe ich zurück und höre ein »Hallo« meiner Schwester aus dem anderen Kellerraum.

»Hallo?«, erklingt es wieder von oben, diesmal nur etwas lauter, und ich setze mich in Bewegung, um nachzusehen, wer ruft. Nachdem ich die ersten Stufen gegangen bin und um die Ecke biege, gucke ich in den Lauf zweier entsicherter und auf mich gerichteter Pistolen. Ungelogen!

Zwei junge Polizisten, eine Frau und ein Mann, zielen auf mich.

»Einbruchalarm wurde ausgelöst«, ruft die Polizistin mir zu, »weisen Sie sich aus«.

Inzwischen habe ich langsam, aber irgendwie auch etwas halbherzig die Hände gehoben, wie in einem schlechten Film, und stottere etwas von »Das ist das Haus meines Vaters, seine Frau ist gestorben, ich bin die Tochter und räume hier alles zusammen«, oder so ähnlich.

»Der Alarm wurde ausgelöst«, wiederholt sie, in diesem Moment fällt mir die kleine weiße Fernbedienung mit dem blauen Punkt ein und ich erzähle schnell davon, bereit, ihr das Ding in der Küche zu zeigen, als sie mit einem Male erstaunt »Walter?« ruft. »Sind Sie nicht Walter?«

Und auch wenn ich sonst ab und zu so tue, als sehe ich der Schauspielerin aus »Hinter Gittern« zwar höllisch ähnlich, sei es aber nicht, lächle ich ihr jetzt ein »Ja, genau, die bin ich« entgegen, lasse erleichtert meine Arme sinken, sie sichert ihre Waffe und hält ihren Kollegen an, schnell durch Funk durchzugeben, dass sie beide keine weitere Unterstützung brauchen.

»Das hier ist das Haus meines Vaters«, erkläre ich freundlich, und da sie ja zum Hause »Karrenbauer« gerufen wurden und sie sogar meinen Namen kennt, ist alles in Ordnung und wir lachen entspannt, bevor die beiden den Rückzug antreten.

Meine Schwester hat von all dem anscheinend überhaupt nichts mitbekommen, da sie in ihre Rümpelaktion vertieft war und dachte, ich unterhalte mich mit den Nachbarn. Als ich ihr die Geschichte erzähle, brechen wir in schallendes Gelächter aus.

Im Nachhinein muss ich dann doch noch etwas schlucken, weil ich solche Situationen in meinem Beruf ja schon oft gedreht habe und sie darum, ehrlich gesagt, nicht ganz so ernst genommen habe. Da hätte sich ja auch ganz schnell mal ein Schuss lösen können, denke ich später so bei mir, obwohl das eigentlich sehr unwahrscheinlich ist, aber wie sagt man in Köln so schön? »Et hätt noch immer jot jejange«, und so bleibt mir diese kleine wahre Szene einfach als äußerst schräger Moment in der Erinnerung.

Nach und nach löse ich das Haus auf und packe die Dinge zusammen, die ich für meinen Vater unbedingt behalten will, Möbel, aber auch Bilder, Stehrumchen, Mitbringsel aus fernen Ländern, Zeichnungen seiner architektonischen Bauten und natürlich Kleidung. In der Kurzzeitpflege läuft bald die Zeit ab und mir davon, und so miete ich ein Zimmer unten im Haus, das quasi das Seniorenheim darstellt, bringe zwischendurch meinen Vater zur Sitzgymnastik, bei der ich natürlich auch mitturnen muss und zu der er sich eher widerwillig überreden lässt, wobei diese eine Stunde in der Woche, geleitet von Schwester Bernadette, einer Nonne, eigentlich ganz schön ist, denn während wir Arme und Beine auf und ab oder in Kreisen hin und her bewegen, singen wir Kinderlieder, die alle im Raum, je nach Alter, Fitness und geistigem Zustand, laut oder leise mitträllern.

Mein Vater ist ein sehr geselliger Typ und ein toller Geschichtenerzähler, und durch die ständig wechselnden Menschen in der Kurzzeitpflege, die ihm begegnen, hat er immer etwas zu erzählen und viele neue Begegnungen, die wir auch teils gemeinsam erleben, da ich ja jeden Tag dort bin und mich abends zum Abendbrot einfinde.

Manches Schicksal berührt uns beide sehr, vor allem, wenn Familien ihre Angehörigen dort »parken«, weil sie in Urlaub fahren oder weil sie das Haus renovieren, und irgendwie, so muss ich mir eingestehen, mache ich es ja eigentlich ebenso. Dennoch bemühen sich alle Pfleger, die dort arbeiten, ihren Gästen das Gefühl zu geben, aufgehoben zu sein, und so geht es dort eigentlich sehr familiär zu.

Unten, in den Wohneinheiten, die neben das Malteserhaus angebaut sind, leben auch Menschen, die sich selbst noch einigermaßen gut versorgen konnten, eine Art »betreutes Wohnen«, und so trifft mein Vater auch auf alte Klassenkameraden oder zum Beispiel eine alte Freundin meiner Mutter, mit der sie früher Hockey gespielt hat. Es fühlt sich gut an, ihn dort an diesem Ort zu wissen, zumindest für eine kurze weitere Zeit, denn ich habe ihn inzwischen gefragt, ob er Lust habe, in mein Leben zu kommen, und ihn wissen lassen, dass ich ihn dazu einlade.

»Warum nicht«, hatte er geantwortet, und ich hatte ihm erklärt, dass er ja schließlich kein Bäumchen sei, das man nicht verpflanzen könne, da er ja oft in seinem Leben viel und auch lange im Ausland gearbeitet habe und immer viel unterwegs gewesen sei.

Er stimmte zu und so verfolgte und intensivierte ich meinen Plan. Allerdings musste dennoch alles aus dem Haus raus, ich hatte inzwischen zusammen mit dem Makler einen Käufer gefunden, eine sehr nette Familie, die noch in England wohnte, nun aber gern wieder zurück nach Deutschland wollte, und Papa und ich befanden, dass sie gut in die Nachbarschaft passen würden, was uns sehr wichtig war.

Mein lieber Freund Roland, den ich um Hilfe bat und der mir beim Umzug in das neue Zimmer meines Vaters half, beschrieb die wenige Zeit, in der wir die Kisten in Papas neues Übergangszimmer brachten, später wie folgt und mit nur einem einzigen Satz.

»Gott, ist das deprimierend!« – und ich teilte seine Meinung und dieses Gefühl voll und ganz.

Niemals würde ich es übers Herz bringen, meinen Vater in dieses, wenn auch eigentlich von mir ganz hübsch zurechtgemachte und eingerichtete Zimmer zu verfrachten, am Ende des Flures, auf dem man, wenn man ihn entlangging, aus nahezu allen Zimmern ein lautes, weinerliches »Hallo? Hallo?« rufen hörte, wenn die eigenen Schritte erklangen.

Diese Rufe, die für mich fast wie Hilfeschreie klangen, verfolgen mich auch heute noch, denn ich habe sie auch später anderenorts gehört. Von Menschen, die sich nicht selbst bewegen können, bettlägerig sind, aber auch eben keinen Alarmknopf bekommen oder ihn womöglich einfach nicht selbstständig betätigen können. Diese Rufe verfolgen mich manchmal in der Nacht, und dann erwache ich schweißgebadet und wünsche mir, dass mir das niemals widerfahren möge, mir selbst nicht und auch niemandem, den ich liebe.

Und in all seiner Traurigkeit vertraut mein Vater mir und auf mich, lässt mich gewähren, fühlend, dass ich wirklich versuche, das Beste aus unserer Situation zu machen.

Fest entschlossen, dem Leben für ihn »Würde« abzuringen, poste ich auf meiner Facebook-Seite einen langen Text, in dem ich für ihn einen Ort in Berlin suche, an den ich ihn ruhigen Gewissens bringen kann, eine Alters-WG, in der er mit Menschen zusammenleben kann, in einem hübschen Zimmer, gern mit eigener Toilette, aber vor allem umgeben von herzlichen Menschen, die auch mit seiner fortschreitenden Demenz umgehen können. Schnell haben sich einige freundliche Leser auf meine Nachricht gemeldet, und kurze Zeit später ruft mich eine gute Freundin an und rüffelt mich liebevoll, ich solle den Post besser löschen, da ich zu viel in ihm preisgeben würde, was ich auch direkt danach sofort tue. Löschen.

Mir war bis dato nicht bewusst, oder vielleicht habe ich es nur verdrängt, dass ich als »öffentliche Person« gar keinen Einfluss darauf habe, wer meine Zeilen von Facebook oder Instagram übernimmt, und ich bekomme die Anfrage einer Zeitschrift, die gern über meinen Vater und mich berichten will, da man meinen Post gelesen habe. Vor allem möchte man über das Thema Demenz berichten, das sehr interessant sei. Ich lehne dies ab, aus hier nicht genannten Gründen, und bitte darum, zu verstehen, warum ich diesbezüglich kein Interview geben wolle. Vor allem weise ich darauf hin, dass mein Vater diese Zeitschrift immer lese und er ja nicht wisse, dass er fortschreitend dement sei.

Ein paar Tage später falle ich aus allen Wolken, als mein Facebook-Text komplett in genau dieser Zeitschrift erscheint, als habe ich ein persönliches Interview gegeben, und frage mich, ob man mein Leben zerstören wolle, weine tagelang Rotz und Wasser und verstecke jede Zeitschrift so lange vor meinem Vater, bis ich sie selbst durchgesehen habe, bis ich mich versichert und vergewissert habe, dass kein Wort über ihn zu lesen ist.

Auch schaltete ich einen Anwalt für Medienrecht ein, der mir erklärt, dass nur mein Vater selbst sich wegen der Nennung seines Namens gegen diese Zeitschrift hätte wehren können, aber dazu müsste ich ihm sagen, dass ich öffentlich über seine fortschreitende Demenz geschrieben habe, da ich für ihn einen schönen Ort gesucht habe, und ehrlich gesagt habe ich wenig Hoffnung, dass ihm diese

Idee gefällt. Normalerweise schreiben Zeitschriften Inhalte voneinander ab, teils ungefiltert, und ich befürchte das Schlimmste, aber genau zu diesem Zeitpunkt sterben zwei sehr bekannte Persönlichkeiten, die Gazetten sind voll davon und so taucht die Geschichte meines Vaters unter den Nachrufen der anderen ab, ist unwichtig geworden für die Öffentlichkeit und wir haben unsere Ruhe.

Aber aus dieser meiner Aktion, geht dennoch etwas Gutes hervor. Ich komme mit einer netten Dame in Kontakt, die sogar spontan anbietet, meinen Vater in der Kurzzeitpflege in Duisburg zu besuchen, da sie gerade in der Nähe sei.

Wir vereinbaren einen Termin und ich bin glücklich und dankbar, denn es scheint wirklich eine gute Lösung zu geben. Sie bietet mir für ihn eine Unterkunft in Krefeld an, in der angeblich auch der Architekt des Suezkanals untergebracht sein soll, was kaum sein kann, da dieser bis 1869 bebaut wurde und der Herr in der Einrichtung inzwischen ein mehr als biblisches Alter erreicht haben müsste, aber Architekt ist er wohl, und so meint sie, das passe doch, also die beiden Architekten zusammen in einer WG, aber Krefeld scheint mir nicht der richtige Ort für meinen Vater, es ist ebenfalls nicht seine Heimat und ich hätte ihn viel lieber in meiner Nähe.

Schon eine Woche später, nachdem sie mir anstatt in Krefeld eine Möglichkeit in der Hauptstadt anbietet, besichtige ich das wunderschöne, über dreißig Quadratmeter große Zimmer in Berlin, in dem zwar noch eine ältere Dame wohnt, die aber, wie man mir versichert, zurück zu ihren Kindern ziehen wird.

Wie schön, denke ich, da werden vielleicht drei Generationen unter einem Dach leben und sich um die Omi kümmern. So würde ich es auch gern machen, also den Vater zu mir holen, aber das ist leider unmöglich, meine Wohnung ist viel zu klein, aber selbst wenn ich eine größere für uns beide suchen würde, ist mir schnell klar, allein und ohne professionelle Hilfe werde ich es nicht schaffen, auch wenn Papa liebend gern eine WG mit mir gründen würde.

So verwerfe ich den Gedanken schnell und sehe mich weiter um. Natürlich ist keine Toilette im Zimmer vorhanden, wie nun mal in Altbauten so üblich, aber ich kann die Personaltoilette, also die Toilette, die eigens für die Mitarbeiter zur Benutzung gedacht ist, für ihn allein »buchen«, so steht mein Entschluss fest und nach Rücksprache mit Papa miete ich das Zimmer für ihn.

Ein schöner Ort, zwar direkt an einer großen Kreuzung gelegen, aber hell und mit herrlichem, weitem Blick auf das Charlottenburger Schloss, seine Gärten und wunderschöne Sonnenuntergänge, in dem ich all seine Möbel gut unterbringen werde und von dem ich sicher bin, dass er sich dort wohlfühlen wird.

Ich lasse das Zimmer streichen, kaufe einen kleinen Kühlschrank für unser ritualisiertes gemeinsames »Abendbierchen«, das wir schon in der Kurzzeitpflege eingeführt haben, und packe erneut seine Sachen in Duisburg, um ihm, bevor er nach Berlin kommt, das Zimmer mit all seinen Möbeln hübsch zu gestalten, in das er dann direkt einziehen kann, und plane parallel ein großes Abschiedsfest für ihn in seinem heiß geliebten Golfclub, zu dem viele alte Freunde und Weggefährten erscheinen. Es wird ein wirklich schöner, langer Abend, der natürlich auch traurig und voller Abschied ist, der aber auch einen neuen Anfang bedeutet, und wie schreibt Hermann Hesse so schön: »Jedem Anfang wohnt ein Zauber inne.«

Am 1.4.2019 ist es endlich so weit. Nachdem ich einige Male zwischen Duisburg und Berlin hin- und hergefahren und -geflogen bin, soll unsere gemeinsame Reise beginnen.

17

Ich erinnere mich noch gut an den Nachmittag davor, ich kam gerade von Papa und traf auf der Straße Schwester Bernadette, die gerade Feierabend machte und nach Hause ging.

So begleitete ich sie ein Stück des Weges, fragte sie, ob sie die schöne, alte Madonnen-Holzfigur meines Vaters haben wolle, die ich bei Papa im Keller gefunden hatte, vielleicht für eine Kirche oder oben für die Kapelle, denn ich wusste einfach nicht, wohin damit, als sie zu meiner Freude bejahte, sich dafür bedankte und dann kurz innehielt.

»Frau Karrenbauer«, sagt sie mit ihrer unendlich warmen und herzlichen Stimme, »warum lassen Sie Ihren Vater denn nicht einfach hier? Er hat es doch gut hier und Sie haben doch auch ein eigenes Leben. Seines ist bereits gelebt, Ihres liegt doch noch vor Ihnen.«

»Ich kann nicht«, schluchze ich, und sie reicht mir ein Tempotaschentuch, »ich kann es einfach nicht!«

Auch jetzt, während ich schreibe, laufen mir die Tränen übers Gesicht.

Der Gedanke, ihn zwischen »Hallo, hallo«-Rufen und dem Zimmer am Ende des Ganges zu wähnen, auf der Suche nach Marianne, von der er zwischendurch immer glaubt, sie sei noch da, bis hin zu dem furchtbaren Gedanken, dass er nur einen Steinwurf von seinem geliebten Haus entfernt ist, in das er nie mehr gehen darf, weil er dort nicht mehr willkommen ist, ich selbst nicht mehr kommen werde, um ihn zu besuchen, bis das Schweigen des Endes vielleicht ihn, vielleicht sogar mich, wer weiß das schon, erreicht hat, liegt mir so schwer auf der Seele und auf dem Herzen, dass ich nochmals wiederhole, diesmal aber sehr kraftvoll: »Ich kann es nicht. Ich könnte nicht mehr in den Spiegel sehen«, und damit ist das Thema durch, sie nickt verständnisvoll und mitfühlend, und auch wenn mir ihr guter Rat auch heute noch oft in den Sinn kommt, hätte ich es und würde ich es auch heute nicht anders entscheiden, auch wenn mein Leben sich wirklich sehr verändert hat und ich oft nicht weiß, ob ich es schaffe, ihm wirklich ein würdevolles Altern zu ermöglichen, ob ich meine eigene Traurigkeit aushalte und ob meine Entscheidungen, die ich immer mit ihm gemeinsam treffe, ihn beratend, wirklich richtig sind.

Was ich aber mit Sicherheit weiß, ist, dass wir uns seither fast täglich gesehen haben, dass ich mich bemühe, ihn lächeln zu sehen, dass wir wunderschöne Gespräche führen, dass ich tatsächlich keine Zeit für einen Hund habe und gehabt hätte, dass ich aber auch meinen Vater nie so intensiv kennengelernt hätte, wenn ich gekniffen hätte.

Mein Vater lebt, und anders als es in den vielen Büchern, die nach dem Tode eines geliebten Menschen geschrieben wurden, schreibe ich diese Geschichte zu Lebzeiten meines Vaters und werde ihm dieses Buch zu lesen geben oder es ihm vorlesen, wenn er dazu Lust hat, unsere Geschichte aus meiner Perspektive zu hören.

Nicht, weil ich hoffe, dass er das, was ich geschrieben habe, gleich wieder vergisst, wie Bekannte mich lächelnd wissen lassen, mit diesem gefährlichen Augenzwinkern, dieser unpersönlichen Hilflosigkeit, die mich oft wie ein Schlag ins Gesicht trifft, weil sie nicht wissen, worüber sie reden, und keinesfalls wissen, was ich empfinde, und auch viel zu wenig Empathie für mich und meine Situation haben, weil ihr eigenes Leben immer wichtiger ist, was absolut verständlich und erlaubt ist, sondern weil ich voller Liebe und Respekt für ihn bin und auch dankbar, dass ich ihn noch habe, dass er mit mir kämpft, dass er mir vertraut, mir zuhört und mit mir gegen den verdammten Strom des Vergessens schwimmt, vielleicht ohne zu wissen, dass es hier auch um unser beider Zukunft geht, aber zuversichtlich und niemals aufgebend.

Ich bin meines Vaters Tochter, ein Kämpferkind, auf einer traurigen Straße unterwegs, die ich zu einem Happening machen will, das uns beide wärmen wird. Ihn und mich.

Jetzt wird er bald neunzig Jahre alt, sein erstes großes Etappenziel, bevor er die hundert anstreben wird, wie er mich wissen lässt, zu dem Verwandtschaft, Freunde und alte Wegbegleiter geladen sind. Aus diesem schönen Grund, denn neunzig zu werden muss man ja erst einmal hinbekommen, haben wir in den letzten Wochen einige Diskussionen hinter uns gebracht, denn die Frage, wen man unbedingt einladen muss oder soll, treibt ihn um, und wir machen eine Liste. Immer wieder tauchten darauf Namen auf, die ich zwar kenne, von denen ich aber auch weiß, dass die Menschen hinter den Namen leider schon vor Jahren gestorben sind. Aber mein Vater beharrt darauf, dass der- oder diejenige noch quicklebendig sei, er habe ihn oder sie ja gerade erst getroffen. Dazu lacht er dann meist schallend, bevor er mir ein »Katy! Glaubst du etwa, ich bin bekloppt? Wenn etwas gut bei mir funktioniert, dann ist es mein Kopf« entgegenschleudert, und ich wünschte von Herzen, dass ich ihm den Wunsch der Begegnungen ermöglichen könnte.

Das Leben ist nicht fair.

Wieder entscheide ich, dass die Wahrheit besser ist als jede Lüge, und es folgt an diesem Tag in dem netten, kleinen Café namens »Piter«, das wir oft besuchen, ein langes Gespräch über Altersdemenz, die ich ihm so erkläre, dass sein Kopf ihm manchmal einen Streich spielt, seine Realität eben nicht meine ist und irgendwie auch nicht seine.

»Gibt es ein Medikament dagegen?«, fragt er vorsichtig.

»Nein!« Warum klingt meine Stimme immer so verdammt hart?

»Scheiße!«, sagt er laut, und ich nicke.

»Ja, scheiße!« Ich fühle mich grausam, ich hasse die Wahrheit, und ich hasse es, dass ich nicht einfach die Klappe halte. Ich möchte mich so gern verkriechen, irgendwo, wo mich niemand findet.

»Das ist der Grund, warum es besser ist, wenn du in Begleitung bist. Du kannst doch jeden Tag raus, es ist immer jemand an deiner Seite. Schau, manchmal passiert dir das einfach. Dann weißt du leider nicht, wo du bist.«

Sein Blick bricht mir fast das Herz, aber ich möchte so gern, dass er versteht. Dass er begreift, dass ich ihn nicht einsperren möchte, dass ich doch nur versuche, ihn zu schützen. Vor den Momenten, in denen er auf die Straße läuft, weil er die Straßenbahn nehmen möchte, die für ihn direkt um die Ecke abfährt, nach Hause, zu Opa und Oma, die auf ihn warten, oder eben auch nicht.

Ich habe viel darüber gehört, dass an Demenz erkrankte Menschen oft nach Hause möchten und dass die Orte oft weit in der Vergangenheit liegen. Im Emsland, so habe ich gelesen, hat man wohl eine Bushaltestelle, die es eigentlich gar nicht gibt, neben das Seniorenheim gebaut, dort werden die »Flüchtigen« dann, wenn sie im Haus unauffindbar sind, abends eingesammelt. Sie warten dort, sie hoffen, sie verzweifeln, sie frieren, sie möchten so gern nach Hause.

Ich hätte niemals gedacht, dass ich all diese Bücher lesen würde, jede Geschichte rund um das Thema Demenz mein Interesse wecken würde, ich wusste nicht, dass ich in der größten Verzweiflung meines Lebens landen würde, die noch nicht die größte sein wird. Nur ein Abschnitt, ebenfalls nur eine Etappe, bis es irgendwann ganz leise wird. Darum habe ich jetzt darum gebeten, dass man ihn ab sofort das Haus verlassen lässt. Natürlich nur dann, wenn sein Zustand es zulässt und jemand nach ihm sehen kann. Aber es spricht nichts dagegen, ihm das Gefühl zu nehmen, eingesperrt zu sein, denn es mehren sich die Tage, an denen er die Residenz verlassen will und man ihn nur mit Mühe und Not davon abhalten kann. Meist bekomme ich dann einen Anruf, spreche mit ihm, und er verlangt von mir, dass ich »denen« sage, sie sollen ihn »freilassen«.

Argumente dagegen gibt es unendlich viele, sie reichen von Sturzgefahr über das Verschwinden bis hin zum Tod und zur Gefahr für sich selbst und andere. Ich spreche all diese Themen an, auch auf die Gefahr hin, dass er einen Demenzschub bekommen könnte, aber ich verstehe ihn so gut. So verdammt gut.

»Was hab' ich denn gesagt, als ich in dem Zustand war?«, fragt er mich leise, und mein Herz zittert mit seinem um die Wette. Nichts von alledem möchte er hören, eigentlich.

Und ich möchte all das nicht sagen, was ich sage, aber ich pfeife auf dieses »eigentlich«, ich werde ihn nicht belügen.

Was ist richtig, was ist falsch?

Niemand hat eine Antwort für mich. Wen ich auch frage, mit wem ich auch darüber spreche, tausend Meinungen machen es nicht besser, denn diese Erkrankung hat unendlich viele Tücken, verläuft, je nach Patient, völlig unterschiedlich, und letztlich muss man immer den einen Menschen betrachten, den man gerade vor sich hat.

»Na ja, neulich zum Beispiel bist du nach unten gekommen, es war kalt und du wolltest den warmen Mantel nicht anziehen. Du hast mich begrüßt und mir gesagt, dass du heute keine Zeit für mich hast, weil du verabredet bist.«

»Warum hatte ich denn keine Zeit?«

»Du meintest, du würdest gleich abgeholt und würdest zur Schule müssen.«

»Quatsch!«

»Hast du gesagt!«

»Mist!«

»Ja!«

»Und ich kann nichts dagegen einnehmen?«

»Nein!«

Ich habe diesen Menschen, meinen Vater, lieben gelernt. In meinem Leben gibt es niemanden, außer meiner Mutter, dem ich so viel Respekt zolle. Je älter ich selbst werde, umso klarer wird mir, dass die Zeit gegen uns spielt, unaufhaltsam.

Und so ringe ich genau um diese Zeit, von der ich niemals wissen werde, ob sie mir bleibt, ob das, was noch zu sagen ist, noch zu sagen sein wird, aber über alles Geschehene ist bei uns eine so tiefe Verbundenheit entstanden, dass meine Dankbarkeit die Traurigkeit überwiegen wird, dessen bin ich mir heute ganz sicher.

Ich fürchte nur den Moment, in dem ich selbst ermüde, denn ich möchte aufmerksam bleiben für jeden Moment, den ich in der Zukunft nicht als »verpasst« bereuen möchte.

Und dann gibt es diese Abende. Zwischendurch. Die mich an mein altes Leben erinnern. Eines von damals, lange bevor ich meinen Vater nach Berlin einlud, um in seiner Nähe sein zu können, oder er in meiner.

Heute ist so ein Abend. War einer.

Eigentlich wollte ich zu Hause bleiben, habe mich dann aber doch entschlossen, keinen einsamen Abend für mich zu wählen. Ein bisschen Ablenkung tut auch mir gut.

Lose verabredet. Runter, ab ins Leben, treffe Freunde, Bekannte, Kollegen und Menschen, die auf Stippvisite in Berlin sind, denn manchmal passe ich in ihr Leben zwischen Arbeit und Heimkehren, dann sehen wir uns, tauschen uns aus, reden.

Ich rede viel, oft, oft aber auch ohne Inhalt. Oder sind die Inhalte der anderen meine geworden? Ich habe keine Antwort, fühle nur in mir diese schreckliche, klaffende Leere.

Ich überdauere den langen Abend, gebe viel von mir preis, laut und auch zwischen den Zeilen, erzähle vom Jetzt und dem, was mich gerade bewegt, treffe dabei ins Herz, aber nur kurz, weil das Leben so schnell ist, Menschen kommen und gehen, jeder wird seine Geschichte zur Geschichte beitragen, bis ich am Ende stumm, eine letzte Zigarette rauchend, übrigbleibe. Allein.

So wichtig, so unwichtig bin ich geworden, mein Leben an sich.

Mir geht so viel im Kopf herum, mein Leben breitet sich vor mir aus und schleift mich in meine Erinnerung, verschleppt mich, ach, ich will so gern das Vergangene vergessen, weil es nur Eckpfeiler meines Lebens sind, Tropfen, die wie Tau von Blättern fallen, und das »Jetzt« eben jetzt ist, so verdammt verwundbar. Vergangenes vergangen.

Lass los, schließe ab, schau nicht mehr zurück, möchte ich in die Nacht rufen, aber ich schweige still, bin doch ein Steinbock, der weiß, wie die Regeln sind.

Geh schlafen, ruh dich aus, morgen ist ein neuer Tag, denke ich und fühle, dass ich den neuen Tag, den ich jetzt so oft herbeiflehe, weil ich den alten kaum mehr ertrage, nicht über alle Maße strapazieren kann. So weint mein Herz sich still an einen anderen Ort. Decke über den Kopf. Jetzt! Schnell, sonst wird das nichts.

Die Nacht jedoch bringt mir schon lange keinen Frieden mehr, so bleibe ich noch einen Augenblick da, wo ich bin, denn Sicherheit ist nirgends.

Ja! Manchmal kommt mir diese scheiß »Was wäre gewesen, wenn?«-Frage in den Sinn, ich hasse diese Momente, ich kann doch eh nicht raus aus meiner Haut, und mich in eine andere zu wünschen, fühlt sich falsch an.

Wieder umklammert mich die Frage, warum mir die Wünsche der anderen immer wichtiger waren als meine eigenen.

Meine Haut fühlt sich so verdammt dünn an, als würde sie beim Streicheln zusammengeschoben zu einem Lappen, der sich dann einfach so vom Fleisch lösen lässt, schmerzhaft, aber unkompliziert. Zum Glück streichelt mich niemand, niemand wird mich enttarnen, weder meine Dünnhäutigkeit noch meine Verzweiflung.

Ihn aber, meinen Vater, hat das Leben gestreichelt. Noch einmal. Verzaubernd zauberhaft.

18

Inge schafft 2019 diesen Zauber. Mitbewohnerin in der WG, die für ihn für ein paar Monate sein neues »Zuhause« wird.

Schnell nachdem ich mit Papa nach Berlin geflogen bin und er sein neues Zimmer bezogen hat, nicht ohne es zu loben und sich herzlich dafür zu bedanken, dass ich diesen Ort für ihn so schön hergerichtet habe, haben diese beiden Menschen sich angefreundet, sitzen bald beim Essen nebeneinander, teilen besondere Gespräche, lesen jeden Morgen und an jedem Tag gemeinsam die Zeitung, was mich von Anfang an beglückt, und verbringen wertvolle Zeit miteinander.

Seine und auch ihre Bereitschaft, dem Leben absolut alles abzutrotzen, begünstigt die Situation, denn es ist dort leider nicht so, wie man mir anfänglich versprochen hat. Hier gibt es niemanden, der mit den älteren Menschen Übungen macht, damit sie ihre körperlichen Fähigkeiten behalten, und als Angehöriger ist man schon sehr eingespannt. Auch sind mehr Bettlägerige dort, als man mir vorher berichtet hat, nicht alle können zum Essen, das frisch gekocht wird, was toll ist, an den gemeinsamen Tisch im Speisezimmer kommen, und auch hier schallen die »Hallo, hallo«-Rufe tags und nachts aus den Räumlichkeiten, was meinen Vater sehr stört, aber insgesamt scheint er sich dort wohlzufühlen.

In rasender Geschwindigkeit habe ich Inge, diese feine, sensible ältere Dame, in mein Herz geschlossen und sie meinen Vater, was dazu führt, dass ich zeitnah darum bitte, sie auch bei unseren Spaziergängen mitnehmen zu dürfen, was man mir erlaubt.

Inge ist ein »schnelles Mädchen«, wenn es um Wege und Spaziergänge geht, auch wenn man sehr auf sie aufpassen muss, da sie dazu neigt, die Straße auch schon mal bei Rot zu überqueren, und etwas orientierungslos ist.

Manchmal fühle ich mich wie ein Schülerlotse, wenn ich mit beiden unterwegs bin, und höre mich rufen: »Inge, komm! Papa, jetzt bleib doch einfach mal sitzen. Inge, schneller. Nein, jetzt warte bitte. Wir warten auch. Papa, jetzt bleib doch bitte sitzen. Inge? Inge? Inge! Jetzt! Komm, ist grün. Ja, Papa, Inge kommt«, und am Ende nahezu jedes Ausfluges, an dem ich fortan meinen Vater im Rollstuhl schiebe, den er nicht gewohnt ist, der mir aber ermöglicht, weite Strecken mit ihm zu fahren, bin ich pitschnass geschwitzt und froh, dass niemand überfahren wurde, habe aber auch solch eine Freude mit den beiden, die nicht nur den Ausflug, sondern irgendwie die ganze Welt und absolut alles, was sie sehen, genießen und wie Schwämme in sich aufsaugen. Inge ist ein sehr liebenswerter Mensch, der sich selbst allerdings im Alter leider etwas verloren hat.

Nun wasche und bügle ich wieder meines Vaters Hemden im engen Flur, ich bin fast täglich da, Inge liebt unsere Ausflüge, denn ihre Betreuerin kommt nur einmal die Woche, wenn sie dann wirklich kommt, und allein darf sie nicht raus.

Wir sind ein Team, sie fängt seine Trauer ab und mich auf mit ihrer Wärme, die sie meinem Vater schenkt. Unermüdlich.

Meinem Vater geht es gut und das beruhigt mich sehr. Nichts anderes wollte ich für ihn, wünsche ich ihm, auch wenn die Sorge um ihn nie wirklich weicht.

Ich habe lange hin und her überlegt, wie ich ihm sein Kurzzeitgedächtnis »ersetzen« oder besser gesagt, »ihm auf die Sprünge helfen« kann, denn vieles, was in der direkten und nahen Vergangenheit liegt, kommt ihm abhanden.

Also beschließe ich, einen Jahreskalender in Form eines Buches, wie ich ihn selbst für mich und meine Termine führe, zu kaufen und dort alles einzutragen, was wir gemacht haben und machen werden.

So möchte ich ihm die Erinnerung erleichtern, und ich freue mich über sein Lächeln, als er »Das blaue Buch«, das ich vorne mit einem Bild von mir und mit dem Satz: »Denk immer daran, ich hab dich lieb« und der aktuellen Jahreszahl versehen habe, in den Händen hält, darin blättert und sofort laut vorliest, was wir gestern gemacht haben.

Auch gefällt ihm das kleine Sprüchlein, das für den heutigen Tag eingetragen ist, in einen pinkfarbenen Rahmen gemalt. »Menschen wie du machen die Welt um einen kostbaren Schatz reicher.«

Ohne mich anzublicken, entfährt ihm ein »Schön, danke«, und ich lehne mich erleichtert zurück. Er hat es nicht als übergriffig empfunden, dass ich ihm hier eine Erinnerungsstütze anbiete, und ich bin in der Lage, ihn immer in Kenntnis zu setzen, wo ich gerade bin und sein werde, was genau ich mache, vor allem aber darüber, was wir gemacht haben und im Speziellen er selbst gemacht hat. Treffer!

Diesen Jahreskalender mit ganzen und leider auch halben Seiten für den einzelnen Tag, und das ist wichtig zu erwähnen, denn »halbe Seiten« stiften Verwirrung, da Samstag und Sonntag sich auf derselben Seite befinden und man sie noch mal extra kennzeichnen sollte, werde ich fortan jedes Jahr für ihn erstellen.

Augenblicklich schreibe ich mindestens einmal wöchentlich hinein, manchmal aber auch schon vorab für die kommenden zwei Wochen, was allerdings bedeutet, dass ich genau wissen und überlegen muss, was in den nächsten ein bis zwei Wochen passieren wird, wie meine Termine liegen, ich muss vorausplanen und mich auch festlegen.

Manchmal fühle ich mich zwar dadurch sehr unfrei, denn die meisten Termine belege ich schließlich selbst, aber auch mir hilft diese Strukturierung meines Lebens, die absolute Genauigkeit verlangt. Meine Spontaneität leidet allerdings darunter, aber ich will nicht klagen. Irgendwas geht immer.

»Ist mein Vater nicht da? Ich kann ihn nicht finden!«, rufe ich leise dem netten Pfleger zu, nachdem ich die WG eines Tages nach ihm abgesucht habe und ihn nicht auffinden konnte.

»Ja, wissen Sie es denn nicht?«, lächelt der Pfleger mir entgegen, und ich frage mich, was er wohl weiß, was ich nicht weiß.

»Nein! Was sollte ich denn wissen?«, frage ich launisch, und er zeigt mit hochgezogenen Brauen schmunzelnd auf die Zimmertür von Inge. Na und, denke ich so bei mir, was soll nun daran so Besonderes sein, dass sich mein Vater in Inges Zimmer befindet, klopfe vorsichtig an, und als das leise »Herein« von Inge ertönt, öffne ich die Tür. Mein Vater liegt auf der Couch, das Hemd weit geöffnet, Inge sitzt davor auf ihrem Rollator und streicht sanft über seine nackte Brust.

»Oh«, entfährt es mir, da ich damit überhaupt nicht gerechnet habe. »Äh, störe ich?«

»Nein«, erwidert Inge, »komm ruhig rein. Ich streichle Dieter nur ein bisschen, er mag das so gerne.«

Widerwillig betrete ich das Zimmer, und da beide einfach in der Situation bleiben, er genießend, sie streichelnd, verziehe ich mich sehr schnell wieder mit den Worten:

»Ich wünsche euch noch einen schönen Nachmittag, hab noch viel zu erledigen. Paps, ich komme morgen wieder, um die gleiche Zeit, ich schreib es dir ins blaue Buch«, während er wohlig und mit geschlossenen Augen ein »Ist gut, Katy« brummt und ich aus dem Zimmer schleiche.

Wer hätte das gedacht? Ein bisschen fühle ich mich wie ein Voyeur, aber tief in mir besänftigt mich das, was ich gesehen habe, denn die Nähe und diese zarte Körperlichkeit der beiden erleben wohl nur wenige Menschen im hohen Alter und diesen beiden gönne ich sie, ohne Vorbehalt.

Wir werden Inge das Herz brechen, beide. Paps und ich. Jeder auf seine Weise. Aber es ist gut, dass wir das Anfang des Sommers noch nicht einmal erahnen.

Wir treiben durch die Welt, die es uns nicht immer leicht macht, denn Versprechen erweisen sich lediglich als Lippenbekenntnisse, die WG ist wie gesagt nicht, was sie angeblich zu sein scheint.

Papa verzweifelt nicht, er findet sich ein in absolut jede Situation, er stellt sich dem Leben, wie ich auch, und einer der wichtigsten Sätze aus seinem Mund, die mich fortan begleiten werden, wird dieser sein: »Ich bin zufrieden.«

Hätte mir jemand erzählt, dass es eine späte Lovestory für meinen Vater geben würde, ich hätte ihn wohl ausgelacht. Aber mein Vater sieht in Inge oft Marianne, fühlt sich ihr vertraut, aufgehoben, und ich löse nicht auf, warum auch?

Für immer unvergessen werden mir unsere langen Spaziergänge durch den langsam erwachenden Schlosspark bleiben, bei denen sie zärtlich seinen Arm streichelt, während sie gemeinsam den Blumen beim Blühen zusehen, nebeneinander, den Blick in dieselbe Richtung gerichtet, er im Rollstuhl, sie auf ihrem Rollator sitzend, ein warmer Verbund zweier Menschen, die sich vor wenigen Wochen noch in völlig anderen Welten befanden. Fremd.

Ich genieße die Momente mit den beiden bis dann, eines Tages, meine kleine, heile Welt mächtig ins Wanken gerät.

»Wo ist denn die Dame, mit der ich letzte Woche noch eine Zigarette in der Küche rauchte? Ich habe sie seither gar nicht mehr gesehen«, frage ich den Pfleger nach einem längeren Ausflug mit Ingrid und Papa in seiner Abendschicht, in der kleinen Küche am Ende des Flures, Anfang Juni.

»Ach, die. Tot«, lässt er mich wissen, und ich denke bekümmert an diese Frau, die unwesentlich älter war als ich.

»Die lag vor ein paar Tagen wie ein Fisch auf Land auf dem Boden, japste nach Luft. Hatte sich vorher wohl irgendwo gestoßen, war dann gefallen, alles voller Blut. Durfte ja nicht helfen, die hatte ja ’ne

Patientenverfügung – keine lebenserhaltenden Maßnahmen und so. Hab dann die Feuerwehr gerufen. War schon tot, als die kamen und dann doch noch versuchten, sie zu reanimieren. Die haben dann, als sie sie für tot erklärt haben, vergessen, das Ding aus ihrem Mund zu nehmen. Mussten ihr dann den Kiefer brechen, um das Ding für die Reanimation da rauszuholen«, und während er spricht, muss ich mich fast übergeben und ringe selbst, umgeben vom Qualm meiner Zigarette, nach Luft, darf mir aber nichts anmerken lassen und werfe »Ohs« und »Achs« fast belanglos in den Raum, während ich in mir drin schon die Evakuierung meines Vaters plane, hat doch auch er eine solche Verfügung, und ich möchte diese Geschichte niemals über einen Menschen hören, den ich liebe, aber auch eigentlich niemals über jemanden, den ich kaum oder gar nicht kannte.

Ich überlege, ob ich diesen Menschen anzeigen soll wegen unterlassener Hilfeleistung, von der er mir da gerade für mein Empfinden berichtet, aber mein Vater lebt hier und ich muss mein Hirn zusammenhalten, trotz meines Entsetzens.

Da spielt es überhaupt keine Rolle mehr, dass man mich mit angeblichem Sport, Aktivitäten, ach, was man alles im Hause für die Bewohner tue, köderte, der Preis ansonsten stimmt, was ja auch nicht ganz unwichtig ist, und sich die meisten Pfleger und Mitarbeiter hier wirklich sehr um die Menschen bemühen, die sie betreuen. Ich möchte wirklich nicht tauschen. Mit keinem Pfleger auf diesem Planeten. Aber so darf es eben auch nicht sein.

Ein paar Tage später bekomme ich am späten Abend einen Anruf meines Vaters, der mich, wie immer, aufschrecken lässt. Ich bin in einem wichtigen Termin, bitte meinen Gesprächspartner freundlich darum, mich zu entschuldigen, da ich kurz telefonieren müsse.

»Hömma! Ich fahre jetzt mit Inge zum Abendessen«, lässt mich mein Papa wissen, »aber die wollen mich hier nicht rauslassen. Bin ich ein Gefangener?«

»Wohin möchtest du denn?«, frage ich vorsichtig.

»Ins Pakarella.«

»Pascarella«, korrigiere ich ihn.

»Ja, dahin fahren wir jetzt, wir haben Hunger.«

»Papa, ich bin in einem wichtigen Termin.«

»Macht ja nichts. Inge und ich, wir fahren jetzt!«

»Du hast ja gar kein Geld«, versuche ich die Situation zu retten.

»Ich lasse anschreiben. Die kennen dich doch.«

»Aber du willst ja mit dem Taxi fahren. Was sagst du denn dem Taxifahrer?«

»Pakarella. Kennt hier jeder!«

»Pascarella, Papa. Aber das kennt nicht jeder.«

»Wir gehen jetzt los.«

»Du darfst Inge nicht mitnehmen.«

Und nach endlosen Minuten verzweifelter Überzeugungsarbeit spreche ich nochmals mit dem Pfleger, der mir erklärt, dass er, wenn mein Vater jetzt die WG verlässt, ihn gehen lassen muss, denn ansonsten wäre das Freiheitsberaubung, meine Verabredung für mein geplantes Kinderbuch zahlt gerade seine Zeche und verabschiedet sich, ich, das Telefon am Ohr, brülle: »Wenn du die WG jetzt verlässt, rufe ich die Polizei. Du bist tot, bevor du hier bist, und du weißt nicht, wohin du zurückmusst!«

»Nach Duisburg. Denkst du, ich bin bescheuert?«

»Wir wohnen aber in Berlin!«

»Ja, klar. Ich gehe jetzt.« Klick. Er hat aufgelegt.

Zwischen »Es tut mir leid, wir besprechen die Einzelheiten bald, melde mich« und der direkten Anwahl der Nummer der WG vergehen lediglich Sekunden.

»Bekommt ihr das jetzt hin?«, stöhne ich verzweifelt ins Telefon. »Habt ihr die Situation im Griff?«

»Ja, ihr Vater ist ins Bettchen geschlüpft«, aber das beruhigt mich nicht wirklich, denn hier wartet ein großes Problem auf mich, meine Verabredung ist im Taxi verschwunden, und während ich den nächsten Drink bestelle, laufen mir die Tränen in Sturzbächen übers Gesicht, sodass der Kellner mir schweigend gleich zwei Getränke auf den Tisch stellt, während er mich mitleidig anblickt, wohl denkend, meine Mutter sei gestorben. Oder mein Vater.

Meine Mutter lebt, mein Vater auch.

Spürbar, da er mich eine Stunde später anruft, um mich etwa anderthalb Stunden lang rundzumachen. Verheulte Nacht vorprogrammiert.

Wenige Tage später sucht mein Vater seinen Fotoapparat, den er in seinem Keller wähnt. Also verlässt er die WG unbemerkt, und da wieder einmal der Fahrstuhl streikt, wie so oft, steigt er die Stufen aus dem dritten Stock nach unten, um »seinen Keller« und »seine Kamera« zu suchen. Als ich diese Geschichte höre, flippe ich fast aus, denn mein Vater ist nicht besonders gut zu Fuß und hätte sich bei diesem Abstieg, ebenfalls unbemerkt, das Genick brechen können.

Es reicht. Am nächsten Morgen steht mein Entschluss fest und ich bespreche ihn telefonisch mit meiner Mutter und meiner Schwester. Am Ende beider Gespräche ist klar, ich muss einen anderen, sichereren Ort für meinen Vater finden, ich brauche dringend Hilfe für ihn und auch für mich.

So mache ich mich in den kommenden Tagen auf den Weg in unterschiedliche Einrichtungen, besichtige Altersheime, betreutes Wohnen und Residenzen, aber fast alles, was mir begegnet, lässt meine eigene Angst vorm Altern immer größer werden, vom Senioren-Frühstücksraum im Keller mit vergitterten Fenstern und Zimmern, die so klein sind, dass man sich darin gefühlt kaum drehen kann, bis hin zu Orten, an denen die Wände wohl seit Hunderten von Jahren keinen neuen Anstrich erhalten haben, und Fahrstühlen, die wieder einmal kaputt sind. Alt werden ist wirklich nichts für Feiglinge, kommt es mir wieder einmal in den Sinn.

Dann, endlich, treffe ich auf einen Ort, an dem an diesem Tage, während meiner Besichtigung, Musik erklingt.

Die sehr freundliche und aufgeschlossene Leiterin des Hauses geleitet mich von der Rezeption, die mit cremefarbenen Sesseln und kleinen, runden Tischchen bestückt ist, durch die hellen, teils getäfelten und mit schönen Tapeten verzierten Flure, zeigt mir hübsche, wenn auch kleine Zimmer mit eigener Dusche und Toilette, im Speisesaal sind die Tische weiß eingedeckt, wie in einem feinen Restaurant, und dort sitzen friedlich wirkende Menschen, die mir teils fröhlich zulächeln, mein Blick fällt auf die zauberhafte und mühevoll bepflanzte angegliederte Terrasse, im siebten Stock gibt es eine große, helle Bibliothek, auch dort angegliedert eine weitere sehr große Terrasse mit herrlichen Blumen, Glastischen und bequemen Stühlen, Bewohner und Angehörige genießen den Ausblick, auch hier dringt Lachen an mein Ohr, ich sehe von hier aus den oberen Teil der Gedächtniskirche und somit Richtung Ku´damm und fühle, dieses ehemalige Hotel könnte ein sehr schöner Ort für meinen Vater sein.

Bedauerlicherweise ist zurzeit kein Einzelzimmer frei, aber man wird sich bei mir melden, sollte es eine Möglichkeit für meinen Vater geben, hier einzuziehen.

Die freundliche Dame schlägt vor, dass ich doch gern zusammen mit meinem Vater am nächsten Mittwoch vorbeikommen könne, damit wir ihm das Haus zeigen, dann zum Kaffee und Kuchen bleiben können, und ich willige ein und freue mich, denn dieser Ort ist nicht weit entfernt von meiner Wohnung, ich laufe vielleicht fünfzehn Minuten zu Fuß, mit dem Fahrrad sind es nur etwa acht bis zehn. Ein Glücksfall, denke ich, weiß aber auch, dass mein Vater selbst entscheiden muss, ob er dieser Veränderung zustimmt.

Gleich am Nachmittag erzähle ich ihm von der Residenz, und eine Woche später sitzen wir genau dort in diesem Speisesaal bei frischem Kaffee, Milan spielt und singt sich, begleitet von seinem Akkordeon, in unsere Herzen, Papa gefällt das Haus und die Zimmer mit eigener Toilette, und er trifft die Entscheidung, dass dies hier eine Verbesserung seiner Lebensqualität sei, und stimmt einem Umzug zu, sobald ein Zimmer frei wird, was ja leider bedeutet, dass jemand wohl erst sterben muss, damit er einziehen kann, aber ich verdränge den Gedanken, denn dies ist nach zwölf Besichtigungen und etlichen Telefonaten der erste und einzige Ort, an den ich meinen Vater bringen würde und werde, sobald das Schicksal uns den entscheidenden Wink geben wird.

Keine drei Wochen später ist es so weit.

»Frau Karrenbauer, was machen Sie gerade? Rufen Sie mich doch bitte zeitnah zurück«, erklingt Frau Schützes Stimme auf meinem Anrufbeantworter, und aufgeregt wähle ich die Rückruftaste.

Ein hübsches Zimmer in der sechsten Etage ist frei geworden, und ich frage, ab wann ich es mieten könne, vor allem aber, wann Papa und ich uns entscheiden müssen.

»Sofort«, ist die Antwort, denn die Warteliste ist lang, lässt sie mich wissen, was ich sehr gut nachvollziehen kann. Ich verspreche, mich zeitnah zu melden, also noch am selben Tag, und fahre direkt zu meinem Vater.

»Paps. Es hat geklappt. Wir haben ein Zimmer für dich. Steht deine Entscheidung noch? Möchtest du in das andere Haus umziehen?«

»Ja«, erwidert er spontan und mit fester Stimme, »ich verbessere mich sehr, wenn ich dort wohne«, und so rufe ich umgehend in der Residenz an, sage das Zimmer zu und beginne sofort mit der Planung.

»Papa? Inge wird sehr traurig sein, wenn du hier ausziehst«, sage ich leise, und er überrascht mich mal wieder, denn er antwortet unverblümt. »Na und? Sie kann doch mitkommen!«

Auch wenn dieser Gedanke vielleicht zunächst abwegig erscheint, werde ich in den nächsten Monaten versuchen, genau dies möglich zu machen, denn warum sollte man jetzt zwei Menschen, die sich so gut verstehen, voneinander trennen?

Wer Inge und meinen Vater zusammen erlebt hat, würde alles daransetzen, die beiden gemeinsam an einen schönen Ort zu bringen, denn wo im Alter findet sich noch einmal all das, was die beiden miteinander teilen? Aber das müsste Inge natürlich wollen.

19

So bereite ich den Umzug für Papa vor, bitte meine ältere Schwester, ihn zwei Tage zu betreuen, was sie auch tut, fernab von der WG in einem Hotel, und plane und bestreite den Umzug bis hin zu: »Papa, guck mal, dein neues Zuhause«, mit Bildern an der Wand nebst seinem Meisterbrief, ein paar Sachen parke ich bei Freunden, weil sie nicht ins Zimmer passen, und dennoch wirkt es gemütlich, und mein Vater begegnet schon am ersten Tag, an dem ich ihn in den Speisesaal begleite, in dem er neu platziert wird, unserer immer noch lieben Freundin Ilona und somit bis heute einem der wichtigsten Menschen in unsrem Leben, auch wenn sie schon Ende September 2019 die Residenz verlassen muss, da ihr Pflegegrad nicht mehr ausreicht, um dort zu bleiben und sie ab Oktober 2019 für ein Jahr in ihre alte Wohnung zurückmuss, die sie nicht verlassen kann, da sie an COPD erkrankt ist und die Stufen bis zur dritten Etage, in der sich ihre Wohnung befindet, weder rauf- noch hinuntergehen kann ohne ein tragbares Sauerstoffgerät, das irgendwann kommen wird. Irgendwann!

In der allerersten Nacht ist mein Vater anscheinend orientierungslos, was mich nicht weiter verwundert, ist dieser neue Ort, die Residenz, ja offensichtlich sehr groß und weiträumig. Am Mittag, als ich ihn besuche und er mit einem Gläschen frisch gezapften Bieres in der Hand auf der Terrasse sitzt, gleich neben Frau

Schütze, wundere ich mich allerdings über seine beiden verbundenen Hände.

Mein Vater erzählt mir, dass er zwischen zwei Glasscheiben eingeklemmt war und sich nicht befreien konnte. Weder mit lautem Rufen noch mit starkem Pochen gegen selbige. Erst nach Stunden sei er gerettet worden und man habe ihn auf sein Zimmer gebracht. Frau Schütze bittet mich parallel um ein kurzes Gespräch unter vier Augen, wir lassen Papa einen Augenblick mit seinem Bierchen allein in der Sonne sitzen und gehen nach unten an die Pforte. Dort sehe ich die zersplitterte Glasscheibe, und auch der Kasten mit dem Notknopf, der in Plastik gehüllt ist, ist zertrümmert.

»Kann es sein, dass Ihr Vater das gemacht hat«, fragt sie vorsichtig, und ich erwidere: »Sagen Sie es mir. Sie sollten ja eigentlich Kameras haben, die diesen Eingangsbereich überwachen«, aber dabei stellt sich heraus, dass es ebendiese Kameras wohl offenbar nicht gibt. Allerdings war die innere Glastür so geschaltet, dass man zwar hindurchgehen kann, sie sich aber dann hinter einem schließt und nur noch von innen und am Schreibtisch der Rezeption zu öffnen ist, sich also nicht mehr von alleine öffnet.

Somit war mein Vater tatsächlich nachts zwischen den beiden Türen gefangen, und seinen Verletzungen nach zu urteilen hatte er, da er in Not geriet, weil er dringend auf die Toilette musste, wie er mir später erzählte, und kein Hilfsmittel zum Einschlagen des Kastens gefunden hatte, mit seinen Fäusten alles zertrümmert. Armer Papa. Aber wie eigentlich immer, wird mein Vater auf die Frage, ob seine Hände wehtun, nur lapidar antworten: »Nix drum geben«, und so vergessen wir diese Geschichte schnell, auch wenn die beiden Glastüren kurze Zeit später anders geschaltet werden, damit sich eine solche Situation keinesfalls wiederholt.

Und während Papa sich fortan gut in seinem neuen Umfeld einlebt und ich ihn nahezu täglich abhole, um mit ihm über dies und das zu plauschen, essen zu gehen, Menschen kennenzulernen und

Spaß zu haben, spielt Ilona nachmittags mit ihm Offiziersskat oder sitzt mit ihm am frühen Abend oben auf der Terrasse, sorgt dafür, dass er genug trinkt, und freundet sich mit ihm an.

Mein Vater blüht auf, denn all das, was ihm jetzt begegnet, ist seinem alten Leben nah. Er umgibt sich gern mit Menschen, erzählt gern, Ilona bindet in der Residenz alle in gemeinsame Gespräche ein, und draußen haben wir zum Beispiel viel Spaß mit Zazie de Paris, einer zauberhaften Kollegin, mit der wir fortan viel Zeit in unserem wunderbaren »Manzini« verbringen werden, mit unserer Freundin Nadja und dem kleinen Zorro, ihrer freundlichen und lustigen Französischen Bulldogge, sein neuer Frisör wird Udo Walz, den wir alle paar Wochen, manchmal auch nur auf »ein Käffchen«, auf dem Ku'damm besuchen und der mit meinem Vater ein besonderes Verhältnis entwickelt, ihn fast immer zu seinem Haarschnitt einlädt, uns ein ums andere Mal zum Stammtisch mit engen Freunden im Café Reinhard's bittet, und gemeinsam lernen wir immer mehr bunte Menschen kennen und lieben.

Natürlich habe ich Inge nicht vergessen, und manchmal fragt Papa nach ihr, auch wenn es seltener wird. Ich bin nach wie vor fest entschlossen, auch für dieses »alte Mädchen« einen schöneren Ort zu finden, denn ich erinnere mich an unsere letzten kleinen Ausflüge, wie zum Beispiel an dem Tag, an dem ich mit ihr und Papa über den kleinen Antikmarkt am Schloss »getrudelt« bin und er ihr eine Kette mit einem Herzen gekauft hat, für die sie sich entschieden hatte.

Dieses Geschenk war vom ersten Moment an, als sie es in den Händen hielt, so wichtig geworden, dass sie die Kette abends immer vom Hals nahm und versteckte, weil sie befürchtete, sie zu verlieren, wobei sie doch an ihrem Hals eigentlich am besten aufgehoben war.

Der Moment, als sie mir weinend in der WG schon an der Tür entgegenkam und mir erzählte, sie sei gestohlen worden, und ich das Kettchen Gott sei Dank nach langer banger Suche im hintersten

Winkel ihres kleinen Holzschränkchens fand und ihr wieder um den Hals legen konnte, berührt mich immer noch, denn die seligen und dankbaren Augen von Inge bleiben in meiner Erinnerung.

Ebenso wie unsere Bootsfahrt, zu der ich beide kurz vor Papas Umzug einlud.

Es war nicht ganz einfach, beide sicher an Bord zu bekommen, da wir Treppen steigen mussten, Stiegen hochklettern, und ich war nicht nur »bewaffnet« mit meinen eigenen Sachen, sondern eben auch mit Rollstuhl, Rollator und Jäckchen für beide, musste jeden einzeln am Arm hochgeleiten, aber das Wetter war herrlich, und als ich hinter ihnen saß, Inge die Hand auf die meines Vaters legte und dieser sanft ihre in seine schloss, während beide staunend und lächelnd die Fahrt genossen, da fühlte ich selbst ein großes Glück und der Anblick wärmte mein Herz bis in die Tiefe.

An einem musikalischen Mittwoch holte ich Inge mit dem Taxi ab und brachte sie in die Residenz, sie trank Kaffee und aß Kuchen mit Papa und mir, sang laut und voller Freude fast jedes Lied mit, tanzte ausgelassen, und als ich sie fragte, ob sie hierherziehen möchte, nachdem ich ihr ein Zimmer gezeigt hatte, da bejahte sie meine Frage mit leuchtenden Augen, und ich bemühte mich seither, Kontakt zu ihrer Betreuerin, die wohl auch eine Art Vormundschaft besaß oder sogar Vormund war, aufzunehmen, den ich kurze Zeit später dann auch erhielt.

Vielleicht klang ich nicht überzeugend genug am Telefon, als ich erklärte, dass ich diese beiden Menschen, die so liebevoll miteinander seien, nicht trennen wolle und dass ich sie darum bitte, sich das Haus, also die Residenz, einmal anzusehen, aber die Rechtsanwältin, die für Inge zuständig war, fuhr mich grob an und ließ mich komplett abblitzen.

Was ich mir einbilde, raunzte sie mich unfreundlich an, schließlich betreue sie seit vielen Jahren Menschen. Dazu ließ sie mich wissen, dass sie das Haus kenne und niemals einen ihrer Schützlinge in diesem oder einem anderen Altenheim oder Ähnlichem unterbringen würde und werde.

Meine Argumente, dass Inge sich wohlgefühlt habe, so gern Musik höre, in meinen Vater verliebt sei etc., ließ sie an sich abprallen, und natürlich musste ich mich ihrer Entscheidung letztendlich beugen, denn ich musste ja davon ausgehen, dass sie nur das Beste für Inge wollte, und Inges Tochter hatte die Betreuung ihrer Mutter wohl abgegeben. Dazu hätte Inge in ein Zwei-Bett Zimmer ziehen müssen, was Inge zwar, wie sie mir sagte, in Kauf genommen hätte, aber Inge war eben ein älteres Mädchen, und es gab natürlich gute Gründe dafür, dass sie manche Dinge nicht selbst entscheiden durfte.

Wir haben sie noch einige Male angerufen und ihr auch geschrieben, aber meine Erinnerung wird als solche bleiben, wie sie am letzten Tage war.

Ich hatte Inge zusammen mit meinem Vater in sein Zimmer gebeten, und wir hatten ihr gesagt, dass Papa ausziehen und die WG verlassen werde. Schweigend und sehr traurig saß sie vor uns, dann sah sie meinem Vater tief in die Augen und sagte leise:

»Warum lässt du mich denn allein, Dieter?«

»Weil ich mich verbessern kann«, war seine Antwort, die sich ganz sicher auf eine Toilette im Zimmer, weiß eingedeckte Tische im Speisesaal, Live-Musik an drei Tagen in der Woche und viele unterschiedliche Menschen, denen man begegnet, bezog.

»Du hättest das ja auch anders entscheiden können«, meinte sie knapp und verließ das Zimmer.

Da ging sie, dieser zauberhafte Mensch, der nachts oft zu meinem Vater ins Bettchen gekrochen war, weil sie sich nach Nähe sehnte, körperlicher Nähe und Geborgenheit, und mein Vater hatte beides ebenfalls genossen, die Wärme von Inge, ihre Nähe und die schönen, intensiven Gespräche.

Ich stellte mir vor, dass auch mein Vater bald diese Nähe vermissen würde, aber Papa hatte entschieden, schaute nach vorn, und auch wenn ich selbst oft an Inge zurückdenke, glaube ich, in seiner Erinnerung klingt nicht einmal mehr der Name.

20

Da ich natürlich auch arbeiten muss und möchte, ist mir schnell klar, dass ich Hilfe benötige. Auch wenn ich vieles selbst machen kann, wie zum Beispiel meinem Vater den Bart zu trimmen, denn das gehört angeblich nicht zur Pflege eines älteren Menschen in einem Altersheim dazu, was für mich absolut absurd ist, denn man macht ja mit dem Rasierer dieselben Bewegungen wie bei einer Glattrasur, aber die Pfleger lassen sich davon nicht überzeugen, einzukaufen und für alles zu sorgen, was er braucht, seine Wäsche und T-Shirts fein zusammenzulegen und darauf zu achten, dass er in seinem Zimmer nicht im Staub erstickt, brauche ich jetzt vor allem jemanden, der mit Papa ebenfalls regelmäßig nach draußen geht, wenn ich mal keine Zeit habe, vor allem aber jemanden, mit dem er über andere Themen sprechen kann als mit mir, und ich begebe mich auf die Suche nach Betreuern, die sich mit Themen beschäftigen, die meinen Vater ebenfalls interessieren, wie Musik, Kunst, Politik, Architektur und dergleichen.

Relativ schnell werde ich fündig, und so habe ich bald ein kleines Team, das mich hilfreich, wenn auch bezahlt, unterstützt. Georg und Mathias werden zu Freunden, vor allem für Papa, und sie bereichern ihn und auch mich.

Nicht jeder kann sich das leisten, das ist mir vollkommen klar, aber ich hätte auch sehr gern einfach ein oder zwei ehrenamtliche Betreuer in unsere beiden Leben gebeten, hatte aber irgendwie Angst davor, dass ich einem anderen älteren Menschen eine Betreuung »wegnehme«, wo wir doch, zumindest jetzt noch, in der Lage sind, diese vorerst finanziell zu »wuppen«.

Letztlich zahlt mein Vater ja seine Betreuung selbst vom Erlös des Verkaufes seines Hauses, denn uns Kindern, meiner Schwester und mir, war eigentlich immer klar, dass wir nichts erben würden, da mein Vater ja wesentlich älter war als seine Frau. Dass er diese überleben würde und wir so Einblick ins Erbe erhielten, war nicht geplant. Dennoch hatten beide, sowohl mein Vater als auch Marianne, uns Mädchen nach ihrer beider Ableben zu ihren alleinigen Erben bestimmt. Heute dient dieses Geld dazu, alle Zuzahlungen für seine Unterkunft zu bezahlen, seine Betreuung, die Reinigung, Maniküre und Pediküre, das viele Obst, das ich nahezu täglich »anschleppe«, weil er Obst nun mal liebt, die immer frischen Blumen, die das Bild von Marianne umsäumen, gleich neben dem kleinen Urnensteinchen, in dem sich etwas Asche von ihr befindet und das ich, wenn er mal wieder »gepackt hat« und nach Hause möchte, anders als andere Gegenstände leidenschaftlicher und intensiver suche, weil ich befürchte, diesen kleinen Teil von ihr nicht wiederzufinden, so makaber das auch klingt, und ich darf sagen, dass mein Vater absolut alles bekommt, was er haben möchte, was sein Herz begehrt, und dass sein Geld allein und ausschließlich für ihn bestimmt ist, solange er lebt.

Und das wünsche ich mir. Vor allem aber, wünscht er es sich.

So gehen die Tage, Wochen und Monate ins Land, und wir gehen langsam, aber sicher auf den Jahreswechsel zu.

Seit Ilona das Haus verlassen musste, ruft sie meinen Vater täglich dreimal an und liest mit ihm das »blaue Buch«, das ich nach wie vor mit allen Informationen für den kommenden Tag spicke und auch weiterhin mit kleinen Sprüchlein für absolut jeden Tag füttere, mit einer kleinen Anregung oder einem Zitat.

Auch wenn dies sehr mühsam erscheint, da man natürlich auch für das ganze Jahr Geburtstage eintragen und die Zeit finden muss, es zu schreiben, kann ich nur jedem Angehörigen empfehlen, ein solches Buch anzulegen.

Es dient wirklich der Orientierung und lässt das Vergessen langsamer werden, da derjenige, der den Termin für den nächsten Tag bereits vergessen hätte, einfach nachschlagen kann, was ihn im Heute erwartet oder was er gestern getan hat.

Meinem Vater gibt es nach wie vor eine unendliche Ruhe, und Ilona, die von Anfang an Kopien der Seiten per SMS von mir gesendet bekommt, sobald ich sie geschrieben habe, liest sie seither jeden Morgen beim ersten Telefonat zusammen mit meinem Vater, und er weiß, wer ihn abholt, wo ich bin, wann ich anrufen werde, und sie schrieb mir neulich, dass sie selbst jeden Tag durch die kleinen Zeilen erfreut auf den Tag blicke. So mache ich zwei Menschen glücklich. Ist doch was.

Als der Weihnachtsmarkt am Ku'damm eröffnet wird, schmiede ich einen kleinen Plan, denn es ist Papas erstes Weihnachtsfest ohne Marianne, sie wird fehlen, und ich weiß, beide liebten die gemeinsamen Spaziergänge auf unterschiedlichen Weihnachtsmärkten, mit Glühwein und dem Geruch frisch gebrannter Mandeln.

Damit es auch ohne sie eine schöne Zeit wird, die vielleicht auch für eine kleine Ablenkung sorgt, frage ich Papa, ob er Lust hat, mit mir auf den Weihnachtsmarkt zu gehen, und stoße damit sofort auf volle Begeisterung, was mich sehr freut, auch wenn ich selbst Weihnachtsmärkte eher weitläufig umgehe, für mich allerdings auch die Möglichkeit erahne, den Zauber und das Geschehen auf einem Weihnachtsmarkt mal aus der Nähe zu betrachten.

Mein lieber Freund Axel, guter und enger Freund von Udo Walz, diesem wundervollen Coiffeur, meinem Freund und einer Seele von Mensch, der leider schon von oben aus dem Himmel auf uns herabschaut, betreibt an Weihnachten seit Jahren »Die Feuerzangenbowle«, einen kultigen Ort und Treffpunkt für »Jung und Alt, jung geblieben und bunt« direkt neben der Gedächtniskirche, und auch in diesem Jahr 2019 lädt er mich wie fast jedes Jahr ein, für Obdachlose Kleidung und Geld zu sammeln, und ich überlege, mit einem kleinen Trupp aus der Residenz zunächst den Weihnachtsmarkt zu erobern, später dann meinen Vater zu diesem besonderen Abend mit Musik und Tanz, Feuerzangenbowle und Kartoffelpuffern mitzunehmen, damit Papa Udo, Axel und auch den wundervollen René Koch, zu dessen Lebzeiten bester Freud Udos, der seit einigen Jahren ein Lippenstiftmuseum in Berlin betreibt und Kussmünder aller Art ausstellt, kennenlernt. Genauso wird's gemacht.

Der Abend, an dem ich die zwei zauberhafte Damen, Hella und Ulla, die ebenfalls mit Papa im Hause wohnen und für die er sich spontan als Begleitung für unseren Ausflug entschieden hat, und ihn selbst auf den Weihnachtsmarkt bringe, natürlich nicht, ohne mich vorher abzusichern, dass es in Ordnung sei, die beiden jung gebliebenen älteren Mädchen mitzunehmen, ist wirklich sehr lustig, wenngleich schon der Gang dorthin zu einer Odyssee wird, da Hella nach kurzer Zeit nicht mehr laufen kann, weil ihre Füße schmerzen, und Ulla ihr daraufhin anbietet, sie auf ihrem Rollator zu schieben, während ich Papa durch die Gegend kutschiere und wir dann feststellen, dass Ulla Hella nicht mehr über das immer wiederkehrende Kopfsteinpflaster schieben kann, wir also tauschen müssen, Ulla Papa schiebt, ich Hella, bis wir uns endlich durch alle Unwegsamkeit und Menschenmengen hindurch eine Schneise bis zur Gedächtniskirche geschlagen haben, in der Ulla und Papa andächtig der Musik lauschen, während Hella nicht mehr weiter möchte und es eines kleines Tricks bedarf, wie bei kleinen Kindern, indem man ihnen androht, jetzt allein weiterzugehen und sie sich dann endlich, aus Angst, verlassen zu werden, doch noch in Bewegung setzen.

Eigentlich brutal, aber nur so ist die ganze Truppe inklusive Hella in Axels »Feuerzangenbowle« zu bugsieren, und am Ende hatten alle mächtigen Spaß, einen tollen Abend und leuchtende Augen.

Genau so soll es sein, auch wenn Papa und ich unseren kleinen alleinigen Ausflug ein paar Tage später ebenso genießen, denn wir treffen nicht nur ein weiteres Mal auf Udo, Axel und René, die sich zauberhaft um meinen Papa kümmern, ich lerne auch noch einen Obdachlosen kennen, den ich mit allerlei Dingen beschenken kann, die er dringend für das Leben auf der Straße braucht, und der es sich, nachdem ich wir uns einander vorgestellt haben, und ich ihn auch mit Essen und Getränken versorgt habe, nicht nehmen lässt, mir seinen Personalausweis zu zeigen.

»Ich muss doch deinen Personalausweis nicht sehen, lieber Peter«, beschwöre ich ihn eindringlich, aber ebenso dringlich hält er ihn mir unter die Nase.

»Damit du mich nie vergisst!«, betont er.

»Peter Glücklich«, ist da zu lesen, und ich schmunzle ihn an, weil ich verstehe, und er sagt: »Siehst du, liebe Katy, darum war es mir wichtig, dass du meinen Namen liest. Ich bin heute nämlich der glücklichste Mensch auf der ganzen Welt«, und damit packt er seine Habseligkeiten und zieht zurück auf die Straße und ich schaue ihm lächelnd hinterher.

Ein Jahr später schlängelt sich derselbe Mensch durch die »Feuerzangenbowle«, und als ich ihn erblicke, rufe ich laut: »Peter! Peter Glücklich!« Er strahlt bis über beide Ohren, als er mich endlich erreicht hat, und ich flüstere leise in sein Ohr:

»Ich habe es dir versprochen und so wird es immer sein. Ich werde dich nie vergessen!

21

Für den Heiligen Abend habe ich einen Tisch im Reinhard's bestellt, und mein Vater wünscht sich, dort gut angezogen hinzugehen und ebenso gut zu speisen. So kleide ich meinen Vater in seinen schönen Anzug, den ich vorher noch in die Reinigung gegeben habe, mit weißem Hemd und roter Krawatte, die ich noch schnell gekauft habe, da er sich für diesen Anlass eine rote wünschte, und mit dem Taxi, den Rollator im Gepäck, fahren wir vor, bekommen einen wirklich schönen Tisch und haben einen großartigen Abend, als ich ihn bitte, einen kleinen Moment auf mich zu warten, da ich mich um Sitzplätze in der Bar nebenan bemühen möchte, in der ich mit ihm noch einen gepflegten Absacker nehmen möchte.

Keine fünf Minuten später bin ich zurück und mein Vater sitzt am Tisch zweier Damen, Mutter und Tochter, die er nun auf einen Drink in die Bar nebenan einlädt.

Na prima, denke ich, nun muss ich also noch weitere Sitzgelegenheiten besorgen.

Langsam schlendern wir, nachdem ich im Restaurant gezahlt habe, in die Bar, er am Rollator, ich bis an die Zähne bewaffnet mit all unseren Klamotten, und damit ich für unseren Tisch weitere Sessel organisieren kann, parke ich ihn kurzerhand bei einer freundlichen Dame, die allein mit ihrem Hund in der Bar sitzt. Kurze Zeit später, als die von Papa geladenen Damen nun tatsächlich in der Bar erscheinen und ich meinen Vater an unseren

Tisch bitte, denn schließlich habe nicht ich die beiden zum Drink eingeladen, sondern er, wird er mir unterstellen, seinem neuen Glück einen Strich durch die Rechnung gemacht zu haben, da er die Dame, mit der er nun in ein angeregtes Gespräch vertieft ist, umwerfend findet, aber auch bei den beiden Damen, die nun, nachdem er sich endlich an unseren Tisch bemüht hat, bei uns sitzen und Cocktails schlürfen, ist er, der alte Charmeur, nicht etwa, wie ich zunächst dachte, an der Mutter, sondern eher an der Tochter interessiert.

Ich fühle mich zurück in die Vergangenheit geworfen und an Abende erinnert, die ich so sehr hasste.

Immer wenn ich mit ihm allein unterwegs war, tauchte irgendwann, wie aus dem Nichts, eine Frau auf, eine langjährige Bekannte, wie er sie meist nannte, und schnell war klar, dass er sich mit diesen Frauen verabredet, wohl auch ein Verhältnis mit ihnen hatte und auch Marianne betrog.

Aber lassen wir diese alte Kamelle ruhen.

Ich habe ihm dafür vor vielen Jahren eine mächtige Abfuhr erteilt und mit dieser meiner Wut auf ihn längst meinen Frieden geschlossen.

Sonst säßen wir beide auch heute nicht hier.

Auch wenn der Abend an sich sehr unterhaltsam war, sind die beiden Damen Gott sei Dank nicht ganz so trinkstark wie mein Vater und ich, bald schon verabschieden sie sich und verlassen unseren Tisch, und nachdem ich den Pianisten noch mal mit einem üppigen Zusatztrinkgeld und einem Drink zu zwei weiteren Songs bewegen kann, die er leidenschaftlich für uns spielt, zahle ich und wir machen uns auf den Heimweg.

In der Residenz angekommen, in der nun nur noch die Nachtschicht anwesend ist, weil es doch recht spät geworden ist, bringe ich Papa auf sein Zimmer und ins Bettchen, als er mir schlaftrunken, bevor ich mich verabschieden will, leise ein »Ach, Katy, ich hab' da ja noch was für dich, liegt auf dem Tisch« entgegensäuselt.

Ein weißer Briefumschlag lächelt mich an, und ich frage meinen Papa, ob ich mir das, was da für mich sei, in Ruhe zu Hause ansehen darf.

»Ja, klar!«, sagt er sanft, und ich lächle.

Ich habe in meinem Leben sehr selten Geschenke bekommen und bin daher weder gut im Auspacken noch im Öffnen selbiger.

Von meiner Großmutter väterlicherseits bekam man als Kind, so ich mich erinnern kann, Süßigkeiten und dazu meistens Geld, von dem man sich dann »etwas Schönes« kaufen sollte, und die meisten Geschenke, an die ich mich erinnere, waren Dinge, von denen ich schon im Vorhinein wusste, dass ich sie bekomme.

Entweder hatte ich sie dann selbst besorgt, mir gewünscht oder es waren zum Beispiel an Weihnachten Kleidungsstücke oder Nützliches für den Wintersport, zu dem uns mein Vater mitnahm. Wir wuchsen schnell und so war immer ein passendes Weihnachtsgeschenk in Form von Skianzug, dicken Socken, Skischuhen oder Ähnliches parat, je nach Geldbeutel.

Auch heute noch öffne ich Geschenke, die ich bekomme, am liebsten allein und ganz für mich. Ich frage mich allerdings gerade allen Ernstes, ob ich eigentlich überhaupt zu wirklicher Freude über ein Geschenk fähig bin.

Wobei ich selbst unfassbar gern schenke und mich an der Freude anderer erfreue, als hätte ich selbst das Geschenk bekommen, und ich fühle mich auch heute noch wie eine Meisterin im Schenken, da ich mir oft sehr viele Gedanken um ein Geschenk mache und auch das Verpacken liebe.

Jedenfalls bedankt mein Papa sich wirklich zauberhaft für den schönen und gelungenen Abend, als ich ihn, nachdem ich ihn eingecremt habe, zudecke, und ist dann auch schon fast eingeschlafen, als ich das Zimmer verlasse.

Die meisten Restaurants sind bereits geschlossen, als ich durch die dunkle Nacht nach Hause laufe, nur vereinzelt sehe ich durch die Glasscheiben noch Menschen bei Kerzenschein sitzen, Paare,

Vertraute, und mich durchfährt der Gedanke, wie schön es doch wäre, jetzt noch irgendwo mit einem Freund, einer Freundin, vielleicht sogar einer großen Liebe den Abend ausklingen zu lassen. Es ist nicht so, dass ich nicht auch dieses Jahr, wie jedes, bei Freunden eingeladen wäre, aber Papa zugunsten hatte ich abgesagt, und mein letztes gemeinsames Weihnachtsfest mit einem Partner, um ganz ehrlich zu sein, muss 1994 oder 1995 stattgefunden haben. Also fast dreißig Jahre her. Da muss selbst ich gerade kräftig schlucken.

Zu Hause angekommen, öffne ich den Brief.

Heraus kommt eine selbst gebastelte Klappkarte, auf die ein goldener, schwarz umrandeter Stern mit Aquarellfarben gemalt ist.

Auf der nächsten Seite steht:

»Du bist mein Stern, mein Stern. Du bist … mein Stern.«

Die Schrift sieht aus, als habe mein Vater das Schreiben geübt, denn zu dieser Zeit schreibt er nur selten bis fast gar nicht mehr, er, der mit der schönsten Schrift gesegnet war und ist, die ich bis dato kannte und kenne.

Er hat, zu meiner großen Freude, in den letzten Wochen an den Malkursen, die in der Altersresidenz stattfinden, teilgenommen und schon einige sehr kreative Bilder gemalt, die ich ihm gerahmt und an die Wand gehängt habe. Auch wenn er selbst anfänglich nicht wirklich etwas Sinnvolles in den Bildern sieht, entdecke ich darin meist etwas, das wir beide dann als das »gedachte und dann gemalte Bild ansehen« und geben seinen Gemälden somit einen Inhalt.

Aber auch »ohne Inhalt« sind sie aussagekräftig und schön. Schön anzusehen.

Dies war und ist das wundervollste Geschenk, das er mir hätte machen können, und ich weine und schluchze vor Freude und tiefer Trauer.

So vieles hätten wir zusammen erleben können, wenn er doch nur ein Vater hätte sein wollen, einer, mit dem man spricht und sich austauscht, über Zukunft und Vergangenheit. Einer, mit dem ich so gern den Traum gelebt hätte, dass er als Architekt die Häuser baut, die ich dann als Innenarchitektin ausstatte. Wir beide. Seite an Seite. Ein Team.

Wie oft habe ich als Jugendliche davon geträumt und bin am Desinteresse meines Vaters für meine Person gescheitert, auch wenn er später immer wieder erzählen wird, dass er sich das gewünscht habe. Aus seinem Mund habe ich mir gegenüber jedenfalls diesen angeblichen Wunsch nie gehört.

Aber diese kleine Karte, für andere vielleicht unbedeutend und mit gekrickelter Schrift, macht in diesem Augenblick alles Vergangene wett.

Sein »Stern«.

Ich sehe darin Dankbarkeit und Verstehen, und mir ist klar, »sein Stern« wird nie aufgeben. Auch ihn nie aufgeben. Niemals. Jetzt schon gar nicht mehr.

22

Meinen Geburtstag, Silvester, verbringen wir ebenfalls gemeinsam, beim Abendessen im Culaccino, unserem Lieblingsrestaurant am Fasanenplatz. Da die Leitung der Residenz darum gebeten hat, dass man gemeinsam ins neue Jahr gehe und feiere, fahre ich ihn und seinen Rollstuhl leicht beschwipst, denn wir haben mindestens einen Grappa zu viel getrunken, um 23 Uhr zurück ins Haus und dort gleich in den siebten Stock, in dem sich die Bibliothek befindet.

Man kann Situationen als armselig empfinden oder man macht einfach das Beste daraus.

Der Anblick, der uns jetzt, nach dem herrlichen Abend im Edelrestaurant, erwartet, ist jedenfalls nicht so toll, aber wir nehmen es mit Humor.

Vielleicht sieben Bewohnerinnen und Bewohner, teils in Rollstühlen, dazu drei Pfleger befinden sich in dem Raum mit dem langen, weiß eingedeckten Tisch, auf dem bunte, glitzernde Hütchen und Leckereien platziert sind, Sektgläser und natürlich auch Sekt, mit und ohne Alkohol, dazu eine große Leinwand am Ende des Raumes, auf der man das Feuerwerk unterschiedlicher Länder sehen kann, dazu ein nettes Unterhaltungsprogramm.

Über den Dächern, hier im siebten Stock, muss die Aussicht auf das Feuerwerk in Berlin gigantisch sein, denke ich so bei mir, und zu fortschreitender Stunde wundere ich mich mehr und mehr darüber, dass kurz vor 24 Uhr die Fenster immer noch verschlossen und dazu verhängt sind.

»Die Welt ist doch direkt vor unserer Nase, warum gucken wir hier alle auf eine Leinwand?«, frage ich also ungeduldig einen der Pfleger, aber er bleibt mir die Antwort schuldig und zuckt nur mit den Achseln, als wolle er sagen: Das war schon immer so!

Hallo! Wir leben!!!!!

Mein Vater ist hier, ich bin auch hier, und all die Menschen, die gerade hier sitzen, sind auch hier. Hier! Im Hier und Jetzt! Und wenn wir schon alle hier sind, also auch ich hier bin, dann will ich den Jahreswechsel nicht auf einer Leinwand erleben, verdammt noch mal, und so ziehe ich die Vorhänge beiseite und versuche, die Fenster zu öffnen.

»Das ist sehr kompliziert«, erklärt mir eine Pflegerin, die mich etwas verwirrt anschaut, aber unbeirrt suche ich nach der Möglichkeit, diese großen, bodentiefen Fenster aufzureißen, bis mir klar wird, dass ich dazu einen Schlüssel brauche.

Um diesen bitte ich, die Zeit drängt, und da ich forsch voranschreite, mich nicht abwimmeln lasse und sogar auf dem Boden herumkrieche, um diese Fenster zu öffnen, bekomme ich auch endlich den Schlüssel und somit endlich auch frische Luft, drehe den einen und anderen Stuhl und auch Rollstuhl der Mitbewohner einfach Richtung Fenster, schiebe schnell meinen Vater mitsamt Hütchen auf den kleinen Balkon, ganz nah an die Balustrade, Berlin gibt sein Bestes und haut alles an Feuerwerkskörpern in die Luft, was scheinbar auf diesem Planeten zu ergattern war und ist, und wir alle sitzen teils in rotes, teils in grünes oder blaues Licht getunkt, ja, auch mal in totalem Qualm, aber wir erleben den Jahreswechsel live und in Farbe, alle freuen sich, mein Vater lächelt, ach was, er strahlt übers ganze Gesicht und lässt mich wissen, er habe noch nie in seinem Leben ein Feuerwerk von oben gesehen, und ich bete still und heimlich für uns beide, aber natürlich auch für meine Mama und meine ganze Familie, für meine Freunde und Menschen, die ich lieb gewonnen habe, dass dieses neue Jahr ein gesundes und glückliches für uns alle werden möge, natürlich nicht, ohne um Punkt 00.00 Uhr heimlich parallel einen lieben Neujahrsgruß an meine frühere Liebe Leo abzusetzen, denn seit wir uns kennen, denken wir um Punkt 00.00 Uhr aneinander, lassen uns das auch wissen, und ich könnte mir vorstellen, dass dies bis zu unser beider Tod so bleiben wird.

Das neue Jahr beginnt mit vielen intensiven Herausforderungen, die zu bewältigen sind, und bald schon werde ich nach Bad Segeberg gehen. Yeaaaaaah!

2020 ist es endlich so weit, die Verträge habe ich im vergangenen Jahr bereits unterschrieben und am 6.3.2020 findet schon die große Pressekonferenz zur neuen Spielzeit mit *Der Ölprinz* statt, auf die ich mich riesig freue, die mir aber auch mehr und mehr ein mulmiges Gefühl macht, da meine Zusage auch bedeutet, dass ich meinen Vater zunächst für einige Wochen nicht sehen werde.

Natürlich habe ich mit ihm darüber gesprochen, und wie so oft denkt er kurz darüber nach und fragt mich dann, ob sich das finanziell auch lohnt.

»Ja, das tut es. Aber es geht ja nicht immer nur ums Geld«, erwidere ich, wieder einmal leicht genervt. »Ich freue mich einfach riesig darauf, weil ich es mir schon mein ganzes Leben lang wünsche, einmal auf dieser Bühne am Kalkberg spielen zu dürfen, und jetzt ist es bald so weit.«

»Dann mach! Ich komm schon klar«, lässt er mich wissen, ohne zu erahnen, was für mich die Vorbereitung einer solch langen Zeit im Hinblick auf ihn und seine Krankheit bedeutet.

Aber ich will, ich werde diesmal wirklich an mich denken, nur an mich, die Nummer 1 in meinem Leben, oder auch irgendwie schon wieder einmal die Nummer 2, aber das braucht ja niemand zu wissen.

An trockenen Tagen gehe ich mit meinem Vater wie immer weiterhin an die frische Luft, an Regentagen aber spielen Papa und ich jetzt meist Schach. Ich habe lange nicht gespielt, aber vor allem noch nie mit meinem Vater. Erstaunlich, wie er alle großen »Eröffnungen« von Schachmeistern kennt, ein ums andere Mal wirklich erstaunliche Züge macht und mich wissen lässt, wie vielen Menschen er schon das Schachspielen beigebracht hat. Ich spiele gern mit ihm, denn wir sind beide dann sehr konzentriert und das verbindet uns, wie auch der Ärger um jede verlorene Figur und nicht erkannte Falle, aber auch die Freude um jeden geglückten Zug. Dazu darf man sagen: Wir schenken uns nichts, und schnell zeichnet sich ab, dass wir gleichwertige Gegner sind.

Ich frage mich innerlich, ob er mir eigentlich je etwas beigebracht hat, und denke mit einem Male an mein winziges Fahrrad mit Stützrädern und feste Hände, die meinen kleinen Kinderrücken hielten, als ich drohte zu fallen oder es zumindest befürchtete.

Das war mein Papa. Ja. Daran erinnere ich mich. Warm. Warm und dunkel.

Die Tage ziehen ins Land, wie man so schön sagt, und wir machen uns eine gute Zeit. Ich werde immer aufgeregter, denn neben kleineren Dreharbeiten kommt die Pressekonferenz mit großen Schritten auf mich zu, und an diesem Tag treffe ich endlich Sascha Hehn, meinen wundervollen Kollegen, in den auch ich, muss ich gestehen, in jungen Jahren heimlich verliebt war und der den »Ölprinzen« im gleichnamigen Stück spielen wird.

Unzählige Pressevertreter sind vor Ort, Sascha kommt auf dem Schimmel angeritten, ich rausche mit der Kutsche auf den Platz, Fotos werden gemacht, Interviews gegeben und es ist ein erfolgreicher Nachmittag für alle Beteiligten. Den Abend lassen wir im Hotel bei einem Drink ausklingen, und tags darauf reise ich zurück nach Berlin und zu Papa, nachdem ich mir morgens noch schnell meine Unterkunft, in der ich dann dreieinhalb Monate verbringen werde, zusammen mit Guido, dem Hotelmanager, den ich zu diesem Zeitpunkt noch sieze, angesehen und für großartig befunden habe. Am 25.5.22 geht es dann so richtig los, aber bis dahin gibt es noch viel zu tun.

Komischerweise werden genau zu dieser Zeit die Träume meines Vaters immer intensiver.

»Hömma, ich hab heute Nacht wieder so´n Scheiß geträumt«, lässt er mich schon morgens am Telefon wissen und erzählt mir die Geschichte, wie er in der vergangenen Nacht, als er dann plötzlich aus tiefem Schlaf aufgewacht sei, mit dem Sensenmann über mich gesprochen und ein gutes Wort für mich eingelegt habe. Ich bedanke mich leicht irritiert, aber auch freundlich und füge brav hinzu, dass er bitte nicht vergessen solle, auch ein gutes Wort für sich selbst einzulegen. Wir lachen.

Ein paar Tage später sitzt Papa schon in einem langärmligen Hemd und seiner Kaschmirjacke in der Lobby der Residenz und wartet auf mich. An seinem Rollstuhl hängt sein warmer blauer Daunenmantel, der beste Kauf, den ich tätigen konnte, denn er hält ihn und seine Beine warm, auch wenn er darin aussieht wie ein Michelin-Männchen. Wir begrüßen uns, ich stopfe ihn liebevoll in seinen Mantel, Mütze auf, Handschuhe an und los geht's.

Auf dem Weg erzählt mir mein Vater, dass ich ihn letzte Nacht im Traum mitsamt Rollstuhl vor einen Bus geschubst habe, natürlich versehentlich, und dann weggelaufen sei, und ich frage mich, was er da so alles in seinen Träumen verarbeitet.

»Hätte ich dich versehentlich vor einen Bus geschoben mitsamt Rollstuhl«, erkläre ich ihm, »wäre ich zumindest nicht abgehauen. Das ist dir wohl hoffentlich klar?« Er schmunzelt und lässt meine kleine Ausführung so stehen. Ich auch.

Ich habe lange darüber nachgedacht, warum er solche Träume, solche Gedanken hat. Auch wenn ich den tieferen Sinn dahinter meist nur erahne, wird mir dennoch mit einem Male eines bewusst, was sein jetziges Leben betrifft: Sein Blickwinkel hat sich verändert.

Von einem »stehenden und aufrechten Mann« hin zu einem Menschen, der oft auf der Höhe eines knappen Meters und aus ebendieser Sicht auf die Dinge sieht.

Dazu muss er mir vertrauen, aber nicht nur mir, sondern jedem, der seinen Rollstuhl schiebt.

Dann fällt mir mit einem Male ein, dass ich ihn kurze Zeit zuvor tatsächlich an einem Bordstein fast aus dem Rollstuhl gekippt hätte. Irgendeine Kante hatte den Rollstuhl gestoppt und mein Druck dagegen hatte eine wirklich gefährliche Situation herbeigeführt. Wir haben uns beide in diesem Moment sehr erschrocken, denn natürlich schnalle ich meinen Vater nicht an, wenn ich mit ihm umherfahre, und ich führe seinen Traum nun auf dieses Ereignis zurück.

»Ich kann ja eigentlich sehr gut laufen«, lässt er mich ein paar Sekunden später voller Stolz wissen, während ich ihn weiter und weiter schiebe, »sechs bis sieben Kilometer um den See, um den ich immer laufe, sind ja gar kein Problem«, plappert er weiter, und ich halte abrupt an.

»Dann lauf!«

Ja, ich bin genervt. Wenn er nicht aufpasst, werfe ich ihn wirklich gleich aus dem verdammten Rollstuhl.

»Was glaubst du eigentlich, warum ich dich schiebe, wenn du so gut laufen kannst, hä?«, schnauzte ich ihn an.

»Weiß nicht«, antwortet er trocken. »Weil du das schön findest?«

Meine Nackenhaare, so fühle ich, bekommen gleich empfindliche Spitzen, und ich baue mich vor ihm auf und zische unfreundlich:

»Weil *ich* das schön finde? Sag mal, geht's noch? Spinnst du? Warum soll ich das schön finden? Was ist daran schön, Blasen an den Händen zu haben, der Rücken tut mir weh, die Knie ebenfalls, dazu mache ich das nahezu jeden Tag, also, was genau meinst du damit, wenn du sagst, ich finde das schön?«

Oh ja, ich kann gemein sein. Sehr sogar. Ich bin in diesem Augenblick ein Biest, eine Furie, und was macht er? Er lacht. Lacht mich aus. Er lacht mit seinem Alterscharme einfach meinen Ärger weg und führt ihn ad absurdum, um mich dann mit einem »Wollen mal nicht übertreiben, reg dich ab« komplett zu entwaffnen, und ich muss ebenfalls lachen, weil es einfach eine saublöde Situation ist, er gibt mit der Hand mal wieder das Signal zur Weiterfahrt und ich finde mich in die Situation ein, schnaube einmal, gehe zurück auf meinen Platz hinter ihm und schiebe einfach brav weiter.

Ganz ehrlich? Ich habe es aufgegeben, ihm böse zu sein, auch wenn er mich manchmal bis zur Weißglut reizt. Früher hätte ich ihm ganz sicher Absicht unterstellt, aber selbst wenn sie es je gewesen ist oder sein sollte, heute fühle ich meinen Vater mit jeder Pore meines Herzens und hier gibt es keine erkennbare Böswilligkeit.

Hier in diesem Falle ist es seine Erinnerung an die vielen Jahre, in denen er täglich um den See in Duisburg joggte, um fit zu bleiben, und sie wird immer wieder kommen, diese Erinnerung. Dann könnte er Bäume ausreißen, erzählt bei Telefonaten mit Verwandten, dass wir gerade aus dem Skiurlaub kommen, oder er wettet mit seinem Betreuer Mathias, dass er schneller um den See laufen kann als jener. Dazu verortet er sich nach wie vor immer wieder nach Duisburg, in seine Heimat, und wenn wir durch die Straßen fahren, findet er nun immer öfter Häuser, die er »gebaut« hat, in denen er »gewohnt« hat, und auch sein Auto wird er weiterhin suchen.

Eine Zeit lang gab es als Zusatzheftchen in unterschiedlichen Zeitschriften Rubbellose und angebliche Gewinne. Oft ging es dort um Autos, und schnell war mein Vater sozusagen »angefixt«, denn wenn vier Bildchen dasselbe Auto nach dem Freirubbeln zeigten, hatte man angeblich eines gewonnen.

So »gewann« Papa andauernd Autos, mal ein rotes Cabrio, mal einen Audi A6, von denen er dann glaubte, sie stünden vor seiner Tür, vor der Residenz, und nicht selten bittet er auch heute noch den Pfleger, Betreuer oder auch mich, endlich zu seinem Auto gehen zu dürfen, da der Schlüssel stecke und er ihn wegfahren müsse. Mal hat der Wagen einen Platten, mal steht er gleich um die Ecke an der Autobahn, die es in der Nähe nicht gibt, und nahezu jeder Versuch, ihn davon abzubringen, das Auto suchen zu wollen, ihn zu überzeugen oder ihn abzulenken, scheitert und endet oft im Streit.

»Mensch. Ich bin doch nicht bekloppt«, ruft er dann wütend, und ich höre immer die unendliche Verzweiflung in jedem Ton, da ihm niemand zu glauben scheint, er aber fest davon überzeugt ist, weil es für ihn ja dic absolute Realität ist.

Mittlerweile sehe ich jedes Heft, das ich ihm mitbringe, vorher nach diesen Werbeheftchen durch, entferne sie, und ich bin offenbar nicht die Einzige, denn die nette Dame vom Zeitschriftenladen bei mir um die Ecke sah mir neulich dabei zu, wie ich die Beilage aus der Zeitschrift fischte, und erzählte mir, dass sie das schon bei vielen Menschen gesehen habe, die ältere Angehörige versorgen, da sie befürchten würden, dass diese per Brief, der oft schon frankiert diesen Werbungen beiliegt, etwas bestellen, was später nicht mehr rückgängig zu machen sei.

23

Um meinen Vater zu verstehen, muss ich immer bereit sein, in seine Welt mit abzutauchen, in diesen speziellen Momenten, in sein Denken und Fühlen, und dennoch selbst die Klarheit behalten, die wir beide für die wahre Realität brauchen, die Wirklichkeit.

Nicht immer ganz einfach. Falsch. Nicht immer schwierig. Falsch. Fast immer schwierig. Falsch. Immer schwer. Falsch. Schwer. Falsch. Ganz schwer. Falsch. Fast unmöglich. Falsch. Möglich, aber schwer. Falsch. Schwer, aber möglich.

Kein Buch, nichts und niemand hätte mich auf diese Situation vorbereiten können. Alles, was ich gelesen habe, alles, was ich besprochen oder gehört, ja, sogar selbst erlebt habe, nichts von alledem gereicht in meinem Herzen oder meinem Hirn dazu, zu verstehen, wie und warum ein Mensch von einer Sekunde auf die andere »anders ist«, verschollen in der Vergangenheit, im festen Glauben daran, wir sind jetzt genau da, genau da nämlich, wo der andere sich in diesem Augenblick gerade befindet, und es gibt kein Entkommen, keine Erklärung, nichts wird das Gegenüber davon überzeugen, dass das, was er empfindet, gerade nicht stattfindet, nicht ist.

Dass es die Menschen, die ihn gerade besuchten, wie er mir berichtet, seit Jahren schon nicht mehr gibt, und dass der Ort, an dem er wohnt, und das Haus, das er besitzt, das Auto, das er fährt und das gerade abgeschleppt wurde, weshalb wir natürlich dringend die Polizei anrufen müssen, um es abzuholen, und auch Opa und Oma, die auf ihn warten, dass all das nur in seiner Welt existiert und dass ich nicht in der Lage bin zu helfen, das Problem zu lösen, ihn nach Hause zu bringen oder das Auto herbeizuschaffen, das es eben nicht gibt, lässt oft bei ihm, aber auch bei mir Verzweiflung aufkommen. Und wieder und wieder wirft er mir vor, dass ich ihm nicht helfen will, wobei es doch ganz einfach sei, wie er mich wissen lässt, wenn er es mir einfach nur beweisen dürfe und ich mir die Mühe machen würde, mit ihm nach unten zu gehen, nach Duisburg zu reisen oder was auch immer.

Wie oft ruft er mich mitten in der Nacht an, manchmal dreißig- bis vierzigmal, und fleht mich an, wenn ich dann irgendwann doch rangehe, bei Opa und Oma anzurufen, um ihnen zu sagen, dass er nicht komme, weil man ihn nicht rauslässt, dass sie sich aber bitte keine Sorgen um ihn machen sollen.

Ich verspreche ihm dann, das zu übernehmen, und höre aus seiner tiefen Dankbarkeit, dass es für ihn im Augenblick gerade nichts Wichtigeres gibt. Danach rufe ich dann meist direkt die Nachtschicht in der Residenz an und bitte darum, nach meinem Vater zu sehen, ihn zu beruhigen und ihn zu bitten, noch diese eine Nacht dort zu bleiben, und ihm zu sagen, dass Katy morgen mit ihm alles besprechen und auch eine Lösung finden wird. Meistens funktioniert das ganz gut, wenn er nicht doch schon irgendwo allein im Hause unterwegs ist, seinen Rollator mit Socken und Unterwäsche, da in jedem einzelnen Teil sein Name steht und er nichts liegen lassen will, was ihm gehört, bepackt hat, dazu diverse Figuren aus Holz, Bücher, Nageletui und neulich sogar auch die blaue Zwitscherbox, die ich ihm gekauft habe.

In Gedanken war er mal wieder, an ein paar schlechteren Tagen, weit entfernt, und ich überlegte, wie ich ihn neben dem »blauen Buch« und Bildern an den Wänden noch intensiv an das Hier und Jetzt erinnern kann.

Die Zwitscherbox sieht aus wie ein kleines Vogelhäuschen, und die Laute, die herauskommen, wenn man in ihrer Nähe ist, werden durch einen Bewegungsmelder aktiviert, und man hört herrliches heimisches Vogelgezwitscher.

Ich kaufe also eine dieser Boxen, wie ich sie auch selbst bei mir zu Hause im Badezimmer habe, und beschrifte sie vorn mit folgendem Text: »Papas Zwitscherbox. Da, wo sie steht, ist Berlin« – und platziere sie in seinem Badezimmer. Als er eines Tages wieder besonders »verrutscht« ist und mir am Telefon aufgeregt davon erzählt, dass er entführt wurde, fällt mir die Box ein, ich bitte ihn, ins Bad zu gehen und mir vorzulesen, was darauf steht.

»Ja, das ist es ja, Katy, da steht drauf: Papas Zwitscherbox und dass sie in Berlin steht. Aber die Entführer haben sie mitgenommen und sie mir jetzt hierhergestellt, um mich in die Irre zu führen. Glaube mir, Katy, ich bin nicht in Berlin.«

»Aber, Papa, du bist in Berlin, ich bin auch in Berlin und hole dich nachher ab.«

»Neiiiiiiiiiiiiin! Ich bin nicht in Berlin. So glaub mir doch!«, schreit er fast in den Hörer, und ich spüre, wie die Kraft aus meinem Körper weicht.

»Du findest mich nicht, weil ich nicht hier bin«, seine Stimme klingt ängstlich und fast ein wenig weinerlich.

»Papa. Du musst mir vertrauen. Bitte. Ich finde dich immer. Immer und überall. Schau. Wenn ich mit dir verabredet bin und in deinem blauen Buch steht, dass ich komme, weißt du dann, dass ich komme?«

»Ja«, erwidert er und wirkt dabei leicht beruhigt.

»Habe ich dich gestern gefunden und waren wir zusammen draußen?«

»Weiß ich nicht.«

»Aber du weißt, dass wir uns immer sehen?«

»Ja, sicher. Aber jetzt bin ich ja nicht hier.«

»Glaube mir, mein Papa, ich finde dich immer«, und ich höre ihn am anderen Ende des Hörers lachen, zwar ein wenig ungläubig, aber er lacht.

»Na gut! Dann findest du mich eben«, und wir beenden das Gespräch, da ich eh gleich zu ihm gehen werde, um ihn abzuholen.

Mein Herz ist an diesem Tag wieder einmal schwer wie Blei und ich erinnere mich an meinen Großvater mütterlicherseits, Opa Hoppelshäuser. Ein wundervoller Mensch ohne viele Haare, aber mit warmen Augen und einem für mich ebenso warmen und herzlichen Gemüt. Mit seinem alten Tonband nahm er mich schon an Kindertagen auf, wenn ich sang oder Blockflöte spielte, bezahlte mich dafür, dass ich mit seiner Zigarettenmaschine seine Zigarettenhülsen mit Tabak der Marke »Privileg« stopfte, und wenn er die alte Zigarrenkiste herauskramte, in die ich die frisch gestopften Zigaretten legen sollte, dann kamen dort große Geldscheine in den schönsten Farben zum Vorschein, und er erzählte mir, dass wir ganz reich seien, holte dabei die »Millionenscheine« hervor und erzählte mir dann kurze Zeit später, wie er Geige spielen gelernt hatte, während er mir immer wieder die alte Geige zeigte, die schon damals fast keine Saiten mehr hatte und fürchterlich schepperte, wenn er seine Finger oder den Bogen darübergleiten ließ, die ich viele Jahre nach seinem Tode bei mir beherbergte, bis meine Schwester mich bat, sie meinem Neffen als Erbe zu vermachen, und ich mich entschied, das doch lieber zu Lebzeiten zu tun.

Meine Mutter beschrieb meinen Großvater neulich, als ich sie fragte, wie er denn so war, als »streng«, und vielleicht war er das. Der Mann, der sich weigerte, als man in den Kriegsjahren die deutschen Fahnen an den Fenstern außen aufhängen musste, um zu zeigen, dass man ein »ehrenwerter Deutscher« sei, diese Fahne zu hissen und nur auf dringendes Bitten und Betteln meiner Großmutter, die um aller Leben fürchtete, dies auch tat, im Herzen offenbar ein überzeugter Pazifist.

Ich habe ihn jedenfalls nur als liebenswerten Opa in meinen Gedanken, einen Menschen, der die Musik liebte, der am Ende an Alzheimer erkrankt war, und ich könnte nicht einmal sagen, ob er daran letztlich gestorben ist. Ich erinnere mich aber daran, dass er nicht mehr wusste, wer ich bin, und dass mich das zutiefst erschütterte.

Das letzte Mal, als ich meinen Opa sah, lag er in einem Bettchen, das eher wie ein Kinderbett aussah, mit Gitterstäben, damit er nicht herausfällt.

Meine Großmutter saß am Kopfende, während meine Mama und ich den Raum betraten. »Gertrud, wer sind die Leute? Was wollen die hier?«, hatte Opa gefragt.

An viel mehr erinnere ich mich nicht, nur an das betrübte Gefühl, dass er nicht wusste, wer ich bin, wer meine Mutter ist, sein Kind, und dass er auch meine Großmutter meist nicht erkannte, wenn sie kam, dass sie darüber unendlich traurig war und dass er irgendwann im Schlafanzug, mit seinem edlen Hut, den er immer trug, und mit seiner Aktentasche bewaffnet aus dem Krankenhaus gegangen war, um zur Arbeit zu gehen. Man hatte ihn dann kurze Zeit später irgendwo verwirrt auf den Straßen Duisburg-Meiderichs wieder »eingefangen« und ich habe ihn nie wieder gesehen.

Wenige Tage später hole ich meinen Vater ab, wie immer um die gleiche Zeit. Rituale bleiben wichtig, feste Zeiten auch.

Ich bitte mittlerweile das Pflegepersonal, ihn schon fertig anzuziehen und runter zur Pforte zu bringen, damit wir gleich nach draußen gehen können und keine Zeit verschwenden. Da sitzt er auch an diesem Tag und wartet ungeduldig auf mich.

Interessanterweise denkt er neuerdings immer, wenn ich mich mal ein bis zwei Minuten verspäte, mir sei etwas passiert, und macht sich große Sorgen um mich.

So auch an diesem Tag.

Als er mich sieht, winkt er mir freudig zu, und sobald ich durch die Tür komme, begrüßt er mich mit einem etwas genervten »Mensch, du wolltest doch um zwei Uhr hier sein«, während er wieder und wieder auf seine Uhr blickt.

»Papa, es ist doch genau zwei, na ja, zwei Minuten nach zwei«, erwidere ich, aber er hat das Gefühl, ich habe ihn sehr lange warten lassen. Das kommt aber wirklich nicht oft vor, denn ich bin ein sehr pünktlicher Mensch.

»Weißt du denn überhaupt, wie wir zum Sportplatz kommen?«, fragt er mich an diesem Tag, während ich ihn durch die beiden Glastüren hindurch und dann über die lange, gepflasterte Rampe hinabschiebe.

»Zu welchem Sportplatz denn?«

»Na da, wo wir jetzt hinmüssen!«

Ich stutze kurz. »Papa. Wir gehen nicht zum Sportplatz. Wir trinken hier um die Ecke ein Bierchen. Im Manzini. Wie immer.«

»Aber, Katy, ich muss doch zum Sportplatz«, drängt er, und ich fühle durch seine Worte hindurch, dass ihm das sehr wichtig ist.

»Zu welchem Sportplatz denn?«, wiederhole ich dennoch.

»Na, vom MSV«, erwidert mein Vater, langsam sichtlich genervt. »Der spielt hier, gleich um die Ecke.«

»Aber Papa, wir sind doch in Berlin.«

»Mensch. Ich weiß, dass wir in Berlin sind. Aber direkt da vorn ist der Sportplatz vom MSV. Da muss ich hin.«

Ich schiebe den Rollstuhl Richtung Manzini, während mein Vater, wie ein Feldwebel, mit erhobener Hand, wieder einmal die Richtung vorgibt.

»Zuschauer sind aber zurzeit gar nicht zugelassen«, antworte ich, erleichtert, weil ich glaube, eine Idee gefunden zu haben, und tatsächlich lüge ich nicht einmal, da ja wirklich gerade wegen der Pandemie keine Zuschauer in den Stadien zugelassen sind.

»Wieso Zuschauer? Ich bin Spieler!«

Wenn es nicht so traurig wäre, müsste ich lachen. Er hat ja wirklich früher beim MSV gespielt, und ich erinnere mich, wie ich als kleines Mädchen am Spielfeldrand stand, während mein Vater bolzte, und wie ich ihm zujubelte, wenn er sich, flink wie ein Wiesel, mit dem Ball am Fuß Richtung Tor bewegte.

Er war ein guter Spieler, aber das muss nun auch weit über fünfzig Jahre her sein.

So endet auch dieser Ausflug wie meist, wenn ich ihm seinen Wunsch nicht erfüllen kann, weil die Realität es leider nicht hergibt, in einem Desaster. Am Ende schiebe ich meinen Vater zurück in die Altersresidenz, er ist sauer auf mich, weil wir, obwohl ich ihn in unterschiedliche Straßen geschoben habe auf der Suche nach seinem Sportplatz, diesen natürlich nicht finden konnten, und während ich ihn nun nach Hause bringe unter anfänglichem Protest, spricht er kurze Zeit später nicht mehr mit mir, oder wenn doch, dann wirklich nur das Nötigste und äußerst knapp.

Und wieder fahre ich weinend mit dem Fahrstuhl hinunter, nachdem ich ihn in sein Zimmer gebracht habe, in dem er sich nur murrend auskleiden ließ, verabschiede mich von der Dame an der Rezeption und mache mich traurig und verzweifelt auf den Weg nach Hause. Später werde ich ihn noch einmal anrufen, wie so oft, um zu hören, wie es ihm geht und ob er noch sauer ist. Dann wird er sagen, dass er gar keinen »Knatsch« mit mir will und wir beide vertragen uns ganz schnell wieder.

Dennoch. Wird dies meine ganz persönliche »never ending story?«

Draußen treffe ich Tina, die abwechselnd mit ihrem Bruder ihre Tante Hilde betreut. Hilde ist weit über neunzig Jahre alt, wohnt auch in der Residenz, hat mal gute, aber eben auch schlechte Tage, und die beiden sind meist zur selben Zeit unterwegs wie Papa und ich. Hilde spricht kaum noch und manchmal erkennt sie Tina gar nicht, dann sehe ich in Tinas Gesicht, wie sehr es sie schmerzt.

Papa und ich waren schon einige Male mit den beiden, die ich sehr lieb gewonnen habe, Kaffee trinken, und Tina hat uns auch schon zu sich ins Büro eingeladen, gleich um die Ecke der Residenz.

Papa hatte ein Bierchen getrunken, wir anderen Kaffee. Ich bemerkte aber auch, wie Papa nach und nach Hilde eher skeptisch beäugte, die teils wenig Reaktion zeigte, und nach einem dieser gemeinsamen Ausflüge bat Papa mich, nicht mehr mit Hilde Kaffee trinken gehen zu müssen.

»Die spricht ja doch sehr wenig«, meinte er, und mir wurde schlagartig klar, dass er lieber richtig am Leben teilnehmen wollte, Gespräche führen wollte und sich in der Gegenwart von Hilde langweilte, obwohl Tina sich natürlich auch angeregt mit uns unterhielt, dabei aber Hilde half, zu trinken oder zu essen, und dass der Anblick der Hilflosigkeit Hildes ihn vielleicht sogar anwiderte. Oder aber machte er ihm Angst?

Tina und ich sprachen dann darüber und entschieden, uns nicht mehr mit den beiden zusammen zu treffen.

In diesen Momenten fühle ich unendliche Dankbarkeit, denn mein Papa weiß, wer ich bin, erkennt mich immer, aber vielleicht auch eben nur »noch«, und ich werde durch Hilde daran erinnert, wie es mit meinem Vater und mir enden könnte, was ich uns beiden keinesfalls wünsche, aber ich sollte gewappnet sein. Umso klarer werden für mich wieder die folgenden Zitate : »Mit der Zeit – wird Zeit – immer wichtiger« und »Zeit hat man nicht, Zeit nimmt man sich, für das, was einem wichtig ist«.

24

Mehr und mehr greift die Pandemie um sich, die ersten schweren Eingriffe fanden ja ab dem 15.3.2020 bereits statt und die Regeln für die Altersheime wurden da schon teils verschärft.

Zu einer Zeit, in der in manchen Bundesländern schon die Altenheime, Krankenhäuser etc. für Besucher geschlossen werden und Angehörige ihre Liebsten nicht mehr besuchen können, darf ich meinen Vater noch sehen, allerdings nur draußen. Ins Haus selbst darf ich auch nicht mehr.

Anfänglich hole ich ihn nach wie vor täglich ab und fahre mit ihm irgendwo hin, meist in ein immer noch geöffnetes Café bzw. Restaurant, oder ins Manzini, das inzwischen unsere zweite Heimat geworden ist, bis auch das Manzini geschlossen wird.

Also koche ich Kaffee für die Thermoskanne, bringe Schnäpschen und Tassen mit und kaufe einen Anglerstuhl mit drei Beinen, damit ich neben meinem Vater sitzen kann, wenn wir irgendwo ein Plätzchen gefunden haben, an dem wir verweilen wollen, denn inzwischen wurde auch »verweilen auf Bänken« verboten und auf dem Ku'damm vorm geschlossenen Café Reinhard's hatte uns die Polizei mit Mannschaftswagen erst vor wenigen Tagen von unseren sonnigen, angeketteten Terrassenstühlen verjagt.

Dazu kann man nirgendwo mehr eine Toilette benutzen, was bedeutet, dass, wenn mein Vater mal dringend muss und ich es mit ihm nicht schnell genug zurück in die Residenz schaffe, sein Urin entweder in seiner Hose landen wird, was ich natürlich keinesfalls will, oder aber es läuft so wie an dem einen Tag, an dem er mich unwirsch, weil nichts mehr geht, anpflaumt, ich solle ihn gefälligst jetzt sofort an einen Baum stellen, und zwar mitten auf dem Ku'damm, was ich erst ablehne, aber es hilft ja nichts, und da auch hier alles nicht schnell genug geht, pieselt er mir die Hälfte auf meine Schuhe. Na, super.

Danach habe ich ihn gebeten, sich, zu unser beider Sicherheit und zumindest für unsere Aufenthalte draußen, auf Tena-Inkontinenzhöschen einzulassen, was er mir zuliebe tat, nachdem ich sie selbst zu Hause geprüft, hineingepieschert und für gut befunden habe. Ich blieb trocken und er würde es somit im äußersten Notfall auch bleiben. Diese Höschen sind nicht sichtbar, tragen kaum auf und lassen unsere Ausflüge viel entspannter sein, und ich kann bis heute nicht nachvollziehen, warum die Krankenkassen nicht bereit sind, diese dunkelblauen Hosen zu bezahlen, in denen Mann sich als Mensch würdig fühlt, während sie sehr wohl für die zahlen, die zwar genau so aussehen, mit derselben Funktion, aber eben in Knallweiß, sodass der Träger das Gefühl hat, er trage eine Pampers, und auch irgendwie genau so damit aussieht, wie ein Baby nämlich. Das ist Mist und wie gesagt sehr entwürdigend, darum steht fest, wir bleiben bei blau.

Hinter der Musikhochschule in der Nähe der »Bar jeder Vernunft« befindet sich, leicht versteckt und von der Straße aus nicht sichtbar, eine kleine Holzterrasse, und dort gehen wir nun fast täglich hin und plauschen, treffen uns mit Nadja und Zorro, und wenn es regnet, schiebe ich Papa ins offene Parkhaus unter der Bar, aber oft sitzen wir auch, einfach irgendwie eingemummelt, mit unseren Tassen und Flachmännern wie »Penner« irgendwo am Rand eines Spielplatzes in der Nähe von Büschen, um nicht ertappt zu werden, bis ich eines Tages den Anruf bekomme, dass ich meinen Vater nur noch eine Stunde am Tag sehen darf, auch das Gelände mit ihm nicht mehr verlassen darf.

Was für eine Scheiße, denke ich, und ich muss sagen, dass mein Vater zwar auch wenig Verständnis dafür hat, sich aber letztlich, nach langen Erklärungen zur Pandemie, in die Situation fügt, wie auch ich es tue. Er hat in diesen Momenten eine extreme Gelassenheit, und ich spüre immer wieder, wie sie sich auf mich überträgt, und ich lerne von ihm, die Dinge anzunehmen, die ich augenblicklich einfach nicht ändern kann.

Zwei Tage später bringen die Pfleger meinen Papa nun schon mit Maske auf dem Gesicht nach unten, den Rollstuhl darf ich inzwischen nicht mehr anfassen, man schiebt ihn runter bis zu den kleinen Bänken, die vor der Residenztür stehen, und dort sitzen wir, mit zwei Meter Abstand und ohne Getränke, da mir, wie auch anderen Angehörigen, inzwischen ebenfalls verboten wurde, etwas mitzubringen, und auch Desinfektionsmittel wird mein ständiger Begleiter.

Meist sind wir nun dort eine größere Gruppe von sechs bis sieben Mitbewohnern und so unterhalte ich die »versammelte Mannschaft« mit Geschichten, oder wir spielen »Stadt, Land, Fluss«, allerdings ohne Papier und Stifte.

Ablenkung tut allen einfach gut.

Als an diesem Tag meine liebe Sandra an der Reihe ist, erkläre ich nochmals das Spiel:

»Ich sag A, du sagst Stopp! Innerlich zähle ich dann das ABC weiter, und wir nehmen dann den Buchstaben, an dem ich angekommen bin. Okay?«

Sandra nickt und los geht's.

»A« – und innerlich zähle ich, bis ich bei Z angekommen bin.

»Sandra, du musst doch Stopp sagen«, erkläre ich ihr nochmals das Spiel, und sie nickt mir zu.

»Ach so, ja, klar.«

»A«, beginne ich erneut, aber wieder ist kein Stopp zu hören. Und so geht es eine ganze Weile, bis wir uns alle für »B« entscheiden, und schon geht's los. »Berlin«, ruft Papa, weil er dran ist, danach sagt Sandra »Belgrad«, Maria wirft ein »Birmingham« in die Runde, während ganz hinten Hella ebenfalls »Berlin« ruft, ich ihr sage, dass wir das schon hatten, und ihr, als wir bei ihr angekommen sind, schnell helfe, eine neue Stadt zu finden, wir arbeiten uns durch Länder, Flüsse, Pflanzen und Farben, lachen dabei wie die kleinen Kinder und sind fröhlich, bis sie alle wieder ins Haus geholt werden und auch Papa und ich uns verabschieden müssen, ohne uns zu berühren.

Noch ist ungewiss, ob die Karl-May-Festspiele stattfinden können, aber irgendwie versuche ich, zuversichtlich zu bleiben.

Zu dieser Zeit erreichen mich mehr und mehr Anrufe von Freunden und Bekannten, die von seltsamen Atemwegserkrankungen erzählen oder selbst daran leiden, ähnlich einer Grippe, aber teils schlimmer, die sich schwach fühlen, müde und ausgelaugt, Verabredungen absagen, und einen lieben Bekannten hat es so schwer erwischt, dass er im Krankenhaus an ein Atem- und Sauerstoffgerät angeschlossen werden muss.

In den Nachrichten wird vermehrt von einem Virus berichtet, das angeblich aus einem Labor in China stammt oder aber durch verseuchte Tiere auf einem Markt übertragen worden sein soll.

Aber ich will Ihnen hier nicht all die Dinge erzählen, die Sie selbst am eigenen Leibe erlebt haben, und jeder hat seine eigene schlimme Erinnerung, Erfahrung und Geschichte dazu, da es nahezu jeden Menschen betroffen hat im ganzen Land und darüber hinaus, in irgendeiner Form.

Die Bilder, die von sterbenden Menschen anfangs in Bergamo und anderen Teilen Italiens über uns hinwegfegten, scheinbar noch weit entfernt, Ausgangssperren in China, Massengräber, Verzweiflung, Hilfeschreie, Angstmache, Panik und Hamsterkäufe, wir werden das alles sicher nicht so schnell vergessen, und auch mir stecken all diese Momente ungefiltert noch in nahezu jeder Pore, obwohl auch ich zu diesem Zeitpunkt dachte, das alles gehe schnell vorbei, gehe vorüber wie ein schlechter Traum.

Aber so war es nicht.

Als die ersten Krankenhäuser und Altenheime in einigen Bundesländern keine Besucher mehr zulassen, Masken für jedermann empfohlen werden, allerdings leider nicht vorrätig sind und online sowieso schnell ausverkauft, und wenn doch zu bekommen, dann nur zu horrenden Preisen, wird auch mir angst und bange.

Von meiner Mutter weiß ich, dass sie versorgt wird und auch wenn ich selbst sie zunächst nicht besuchen und mich um sie kümmern kann, telefonieren wir natürlich täglich miteinander, wie wir es seit Jahren tun.

In Berlin scheint es zunächst noch einigermaßen moderat, aber die Bilder von Angehörigen aus anderen Städten, die ihre Liebsten nicht mehr besuchen dürfen, winkende Menschen an Fenstern oder auf Balkonen, unerreichbar und teils vereinsamt, die vielen, die allein und ohne wärmende Hand und Zuspruch sterben müssen, das Pflegepersonal, das schutzlos und verzweifelt um Hilfe bittet und bis zur völligen Erschöpfung arbeitet, all das mag man sich jetzt im Jahr 2022 kaum noch vorstellen, zu grausam ist der Gedanke an all das unendliche Leid, das auch stellenweise durch immense Fehlentscheidungen unserer Regierung zu verantworten ist.

Ich versuche, den Kopf oben zu halten und einigermaßen klar zu bleiben, halte mich, so gut es geht, fern von allem, von dem ich denke, dass ich mich dort anstecken könnte, immer Vater und Mutter im Blick. Voller Sorge.

Und dann passiert es auch in Berlin. Acht Wochen lang wird mein Vater sein Zimmer nicht verlassen dürfen, ich darf nicht zu ihm, er nicht raus, denn die Residenz wird unter Quarantäne gestellt, es gibt etliche Coronafälle auf allen Stationen, Bewohner sowie Pflegepersonal sind auch hier betroffen. Ich telefoniere täglich mehrmals mit meinem Vater und flehe ihn an, das Zimmer wirklich nicht zu verlassen, und zwar auf gar keinen Fall, beruhige ihn, erzähle ihm von draußen und dass er nichts verpasst, da inzwischen eh fast alles geschlossen ist, bis auf die Läden des täglichen Bedarfs, und versorge ihn von außen mit frischem Obst, Leckereien, Zeitschriften und allem, was er braucht oder zu brauchen scheint. Wenn ich die Sachen dann morgens in Papiertüten in den gläsernen Vorraum stelle, begegne ich jetzt immer öfter schwarzen Leichensäcken, getragen von Menschen in Schutzanzügen, nie wissend, ob sich mein Vater in einem der Säcke befindet.

Ich überlege krampfhaft, wie ich ihn evakuieren kann, finde tatsächlich auch ein Zimmer in Ilonas WG, aber auch hier müsste er in Quarantäne, und das an einem Ort, den er nicht kennt, an dem er wieder die Toilette teilen muss, wie auch das Bad, und von dem auch ich selbst nicht weiß, ob er dort sicherer ist als in der Residenz.

Also bespreche ich das mit ihm am Telefon, und wir entscheiden gemeinsam, dass er bleibt, wo er ist.

Es ist eine unfassbar schreckliche Zeit, die sich niemals wiederholen darf, und viele Menschen, die in der Residenz wohnen, die ich kenne und mag, sterben in diesen Tagen, Wochen und Monaten.

Einige davon tatsächlich an und mit Corona, aber viele auch an Traurigkeit und Einsamkeit, wie ich später von ihren Verwandten hören werde.

Verrückterweise übersteht mein Vater diese Zeit wesentlich besser, als ich es mir in meinen kühnsten Träumen hätte vorstellen können. Er besitzt ein immenses Durchhaltevermögen, und ich spüre, wie unendlich stolz ich auf ihn bin. Er fügt sich in diese Situation, und als ich endlich nach circa vier Wochen einen Mitarbeiter des Hauses dazu überreden kann, ihm ein Laptop aufs Zimmer bringen zu lassen, damit wir uns wenigstens einmal sehen können, blicke ich zwar in ein etwas abgemagertes und müdes Gesicht, aber mein Vater ist wirklich gut drauf, er lacht, es geht ihm gut und diesmal tröstet er mich mit seinen Worten.

Danke, lieber Gott.

Als ich meinen Papa endlich wiedersehen darf, hat er stark abgenommen, etwa zehn Kilogramm. Die Karl-May-Spiele wurden inzwischen abgesagt und auf das kommende Jahr verlegt, mein großer Traum ist vorerst zerplatzt, aber die Dankbarkeit darüber, dass ich meinen Papa nicht verloren habe an diese schreckliche Krankheit, überwiegt alles, meine Mama ist zu Hause bei sich und in Sicherheit, und fortan gibt es nur einen einzigen Blick: den nach vorn.

Eine Stunde am Tag dürfen Papa und ich jetzt wieder zusammen sein, allerdings nur draußen, aber wir nutzen diese Stunde immer sehr intensiv.

Ich glaube, wir haben beide begriffen, wie unendlich kostbar Zeit ist, und trotzen ihr alles ab. Inzwischen gibt es in unserem geliebten Manzini »Coffee to go«, und auch wenn man eigentlich immer noch nicht verweilen darf, sitzen Papa und ich nun fast täglich dort unter der Wärmelampe, er in seinem Rollstuhl, ich auf meinem Höckerchen, immer brav Abstand zu anderen Menschen haltend, ich halte auch Abstand zu ihm und schiebe ihn nur mit Maske, aber irgendwie bekommen wir das Gefühl, das Gröbste nahezu überstanden zu haben, während ich meinen Kaffee aus dem Pappbecher schlürfe und er einen großen Schuss Whiskey in seinen bekommen hat. Niemand wagt es, uns zu verjagen, nicht einmal die Polizei oder das Ordnungsamt, die nun des Öfteren Kontrollen durchführen.

Selbst meine Dreharbeiten für die Serie »Eldorado KaDeWe« in Ungarn finden statt, wenn auch unter extremen Coronaauflagen, aber was soll's, es macht riesigen Spaß, und ich bekomme vermehrt neue Angebote als Synchronsprecherin, die ich dankend annehme, arbeite meist oft spät abends bis in die tiefe Nacht hinein, und da man ja niemandem mehr begegnen darf, sitzen nun auch Tontechniker und Cutter in irgendwelchen unterschiedlichen Räumen neben und über mir, für mich unsichtbar, und wenn ich viel Glück habe, sehe ich zumindest den Regisseur durch die Scheibe des Tonstudios, ach, die Welt fühlt sich irgendwie aus den Angeln geraten an, aber dennoch kommt ein kleines Stückchen Normalität zurück, und ich bin froh, mich auch finanziell über Wasser halten zu können.

25

Und wieder überrascht mich mein Vater, nachdem ich ihn abgeholt habe, mit einem Traum.

»Mann, ich habe heute wieder einen Scheiß geträumt.«

»Aha, was denn?«, frage ich, während ich schnaufend den Rollstuhl schiebe.

»Ich habe ein Rehkitz gerettet, das fast ertrunken wäre!«

Neuerdings handeln seine Träume vom »Ertrinken«, meist ertrinkt er selbst fast, aber in diesem Falle hatte er nun ein Rehkitz gerettet.

Als wir im Manzini ankommen, begrüßen wir die Kellner freundlich, bestellen schnell einen Kaffee mit Schuss und er legt los:

»Es war am See. Ich war da und das kleine Kitz war im Wasser. Na klar bin ich sofort reingesprungen und habe es gerettet. Es war so dankbar, als ich es aus dem Wasser gezogen hatte, wobei ich fast selbst ertrunken wäre.«

»Wo war das denn?«

»Na, an einem See.« Natürlich hoffe ich, seine Erinnerung werde uns an einen ihm bekannten Ort bringen, aber so ist es leider nicht.

»Das Rehkitz war soo dankbar und schleckte mir das Gesicht ab«, erzählt er weiter. »Und dann kamen diese blöden Typen, also diese ›Truppe‹, und nahmen nur mich mit. Ich war so traurig, als ich das kleine Kitz da ganz allein stehen sah. Dann hab ich immer gegen die Scheibe gehauen, damit sie anhalten und zurückfahren. Das arme kleine Rehkitz stand da doch ganz allein.« Dabei füllen sich seine Augen langsam mit Tränen.

»Gegen welche Scheibe denn?«

»Na, ich saß doch hinten auf dem Wagen! Auf diesem Laster.«

»Und dann?«

»Dann sind wir zurückgefahren und ich hab das kleine Kitz in den Arm genommen. Katy! Es hat sich soooo gefreut, es hat mir vor lauter Dankbarkeit das ganze Gesicht abgeleckt.«

Meinen Vater so angerührt zu sehen, erlebe ich nicht oft, auch wenn er seine Emotionen in den letzten Jahren öfter mal zeigt und ich immer unsicher bin, ob er wohl schon immer so war und ich seine Emotionen einfach nur nicht kenne, weil wir ja keinen Kontakt hatten, oder ob sich diese erst in all ihrer Tiefe zeigen, seit ich in seiner Nähe bin, und er sie womöglich erst jetzt zulässt.

»Papa?«, schießt es mit einem Mal aus mir heraus, »die Sache mit Bambi wollte ich dich eh noch mal fragen. Woher stammte denn eigentlich das Bambi aus unserem Garten? War es ein Geschenk? Vielleicht von Oma? Oder gehörte es vielleicht Tante Liesbeth?«

Tante Liesbeth war die Halbschwester seiner Mutter und wohnte, als ich klein war, mit in unsrer Wohnung, hatte meinem Vater auch das Mehrfamilienhaus geschenkt, das er für uns alle umgebaut hatte, und ließ mich schon früh, weil sie gern Eierlikör trank und liebte, immer das kleine, zerbrechliche Gläschen mit der Zunge ausschlecken. Mein erster Alkohol, jaja.

»Vielleicht hat es mal jemand nach dem Spielen vergessen«, ist seine Idee, aber das ist eher unwahrscheinlich. Welches Kind sollte damals bei uns im Garten gespielt haben und dann danach »sein Bambi« vergessen haben?

»Aber es hatte von Anfang an nur ein Auge, daran erinnere ich mich«, lässt er mich noch wissen.

Aha. Ist doch was! Das war also der Grund, dass ich, als ich das Haus auflöste und im Garten zwischen den Büschen zufällig unser Bambi entdeckte, um es kurze Zeit später schluchzend aus dem Gestrüpp zu »retten«, das es längst überwucherte, und dann stundenlang nach dem zweiten Auge suchte, dieses aber zu meiner völligen Verzweiflung nicht fand.

Ich selbst erinnere mich nur, dass Bambi schon da war, als ich bewusst als kleines Mädchen bei uns im damaligen Garten spielte. Bambi war mein Freund, aber auch ich erinnere mich nicht, warum es nur ein Auge hatte oder wann das andere verloren ging. Jetzt steht Bambi jedenfalls in meiner Wohnung und schaut mich mit seinem einen Auge sanft an, und vor Kurzem erst erzählte mir meine Schwester Susan, dass es nicht mein Bambi war, sondern ihr Bambi. Nun denn. Für mich war Bambi jedenfalls mein Bambi und basta.

»Wo ist eigentlich mein Auto?«, fragt mich Papa unvermittelt mit einem Mal und reißt mich aus meinen Bambi-Erinnerungen.

»Aber, Papa. Du hast doch kein Auto.«

»Na sicher hab ich ein Auto.«

»Nein, Papa, du hast kein Auto mehr.«

»Woher weißt du das?«, schnaubt er mich an.

»Weil ich dich jetzt seit Jahren an meiner Seite habe, deine Finanzen regle, für kein Auto bezahle und ihr damals in Duisburg nur noch Mariannes Auto hattet. Aber du hattest da auch schon keins mehr.«

»Quatsch. Na sicher hab ich ein Auto. Rede nicht immer so dummes Zeug!«

»Papa, lass gut sein, ich kann nicht mehr«, entfährt es mir, und ich glaube, er hat die Drohung in meiner Stimme wahrgenommen – und schweigt.

Ich denke an Bambi.

26

2022, so habe ich beschlossen, wird unser Jahr. Endlich.

Tapfer haben wir bis hierher durchgehalten und uns nicht unterkriegen lassen, immer nach vorne geschaut, alle leben, alle aus der Familie sind so weit gesund.

Mehrfach geimpft und teils genesen, mit zwei Krankenhausaufenthalten von Paps, die kein Zuckerschlecken waren, und beim ersten Mal dachte ich sogar nach fünf Tagen, ich nehme ihn nicht mehr mit nach Hause zurück, da seine Leber zu versagen schien, er mittags, als ich kam, völlig gelb im Krankenhausbett lag, der Arzt meinte, dass es nicht gut aussehe, und ich mich schon auf das Schlimmste vorbereitete.

Aber das robuste Stehaufmännchen namens Papa steckt all das irgendwie weg, ich weiß auch nicht, wohin. Er wird sich nicht daran erinnern, welch große Sorgen ich um ihn hatte, aber ich erinnere mich gut daran, auch daran, wie ich ihn das zweite Mal in Berlin ins Krankenhaus bringen muss und er mir vorwurfsvoll ein »Sag mal, hast du mir das etwa eingebrockt«? entgegenschleudert, als wir wieder einmal morgens um 7.30 Uhr in den Krankentransporter steigen, ich bewaffnet mit allen Sachen, die ich schon einen Tag zuvor für ihn gepackt habe und die er für einen kurzen Aufenthalt braucht, denn nun geht es zunächst nur zur Magen-Darm-Spiegelung.

»Nein, habe ich nicht!«

»Na klar hast du«, antwortet er mürrisch, aber ich lasse mich diesmal nicht aus der Fassung bringen.

»Nein, du selbst hast dir das eingebrockt, wenn du unbedingt dieses Wort benutzen möchtest. In Wahrheit aber hat dein Körper dir das eingebrockt, denn beim Essen konntest du nicht mehr richtig schlucken, hast einen schlimmen Schluckauf bekommen und hast dich dauernd übergeben müssen, sodass ich immer mit einer Spucktüte bewaffnet herumgelaufen bin, wenn wir draußen waren. Also nahezu täglich.«

Da erinnert er sich mit einem Mal, allerdings an den Tag kurz vor dem ersten Krankenhausaufenthalt, an dem wir mittags zusammen in der Sonne in einem feinen Restaurant saßen, er hatte sich seine geliebte Leber bestellt, die er nur selten essen darf, dazu ein Gläschen guten Rotwein, und er freute sich riesig auf seine leckere Speise. Doch schon nach dem ersten Bissen begann ein nicht aufhören wollender Schluckauf und schon musste er spucken, es flog einfach aus ihm heraus, während ich Panik bekam, dass er erstickt, und in größte Not geriet, weil ich nicht wusste, ob ich dringend einen Krankenwagen brauchte, er sich vielleicht nur verschluckt hatte, sodass ich ihm schnell erst die Serviette, dann eine Plastiktüte, die ich eben noch so aus meiner Handtasche fischen konnte, vor den Mund hielt, er aber winkte schon ab, als sei alles gar nicht so schlimm, kein Riesending eben, ich selbst begann zu würgen, und er versuchte sogar noch, sich ein weiteres Stück seiner geliebten Leber in den Mund zu schieben und zu essen, aber dies war unmöglich, und in größter Eile raste ich mit der Kreditkarte zum Kellner, zahlte irgendwie, mein Essen hatte ich nicht einmal angerührt, die Gäste taten mir leid, die unsere Spuckarie mitbekommen hatte, aber es nutzte ja nichts, ich konnte es nicht ändern, er leider auch nicht, ich griff die vollgespuckte Tüte und fluchtartig verließen wir unter andauerndem Schluckauf meines Vaters das Restaurant und sind auch seither nicht mehr dort eingekehrt.

»Ach, die schöne Leber, so schade drum«, lässt er mich wissen, und ich nicke mit einem lauten »Hm« und weiß, alles ist in seiner Erinnerung verankert.

Ich denke an die viele intensive Zeit zurück, die ich mit ihm verbracht habe in den letzten Jahren, anfänglich Abend für Abend, als wäre ich seine Frau oder Freundin und nicht seine Tochter, in schönen Lokalen bei Rotwein, Grappa und allem, was sein Herz begehrte, ich denke daran, dass ich mich nicht mit Freunden traf, sondern mit ihm, aber auch an die Abende, zu denen ich meine Freunde einfach dazu lud, weil ich sie sonst gar nicht mehr zu sehen bekam, und daran, dass diese dann letztlich auch seine Freunde wurden.

Ich denke an all die Organisation, die ich im täglichen Leben geleistet habe und leiste, all die Freude, die ich ihm versucht habe zu bereiten, und selten gab es ein Dankeschön, weil alles selbstverständlich zu sein schien und scheint. Vielleicht, weil er mich manchmal für Marianne hält, dazu fragt er mich seit Neuestem gelegentlich nach der Frau, die immer alles für ihn einkauft, aber auch die bin ich, er verschwindet, ja, aber augenblicklich und sehr zu meiner Freude langsam, langsamer als erwartet.

Und wenn ich fühle, dass es ihm gut geht, dass er zuversichtlich bleibt und mir ab und zu sogar ein Lächeln schenkt, auch wenn ich jetzt vermehrt darum bitten muss, denn »dein Lächeln ist mein Lohn«, lasse ich ihn nach wie vor wissen, und wenn er dann eine Grimasse zieht, die aussieht, als würde er lächeln, aber sofort danach wieder mürrisch dreinblickt, dann spüre ich auch, dass ihm sein Zustand immer unheimlicher wird und ich ihm manchmal, wenn ich selbst die Geduld verliere, gar nicht guttue, weil ich seine Krankheit vergessen will, manchmal ungerecht gegen ihn werde, als wolle ich ihn für seinen Zustand und mein Leben bestrafen oder zumindest verantwortlich machen, aber letztlich weiß ich tief in meinem Inneren, dass ich es wieder so tun würde, genau dieselbe Entscheidung treffen würde, wie ich sie getroffen habe.

Ich habe meinen Vater besser kennengelernt und das kann mir niemand mehr nehmen. Ich habe in ihm nicht den Vater gefunden, den ich als Kind gesucht habe, aber ich habe Zeit mit ihm verbracht und Verständnis für ihn gewonnen, ihn in seinen Geschichten und Erinnerungen erleben dürfen, und ich habe heute einen ganz anderen Blick auf ihn, als ich ihn hätte, wenn ich auf diese unsere gemeinsame Reise verzichtet hätte.

Es gibt Menschen, die mir bewundernd ein »Ich könnte das nicht« mit auf den Weg geben oder mir erzählen, dass mein Karma-Konto sich weiterhin auffüllen wird, obwohl ich eigentlich behaupten würde, dass es längst überschwappen müsste. Aber so scheint das nicht mit dem Karma-Konto zu funktionieren, da passt immer noch etwas rein.

Ich denke an meine Freunde, die sich fast tagtäglich meine Papa-Geschichten anhören mussten und müssen, meinen lieben Freund Adnan, der mich in schweren Zeiten getröstet hat, der einfach immer für mich da war und ist, der seine Zeit mit mir teilt, seine Gedanken, täglich, und das jetzt schon jahrelang, der mir Zuversicht gab und mich in schweren Momenten beriet, unterstützte und aufbaute, ich denke an Musti, der mitten in der Pandemie meine neue Wohnung für mich umbaute, da ich meine alte wegen Eigenbedarfes verlassen musste, was mir fast das Herz brach, vor allem, da ich mich von meiner Terrasse mit den lustigen Eichhörnchen und Eichelhähern trennen musste, die dort in meinem geliebten Baum geboren worden waren, aber wenn das Gefühl ganz schlimm wurde, dann versetzte ich mich in die Lage meines Vaters, der sein Haus nach 23 Jahren einfach so verlassen musste und nun in einem kleinen Zimmerchen lebt, ohne den Blick auf seinen geliebten Garten, und dann ging und geht es irgendwie, weil das Loslassen im Leben so oder so eine Rolle spielt und uns alle ereilen wird, das letzte Hemd hat eben keine Taschen, und liebevoll hat Musti einen wirklich schönen Ort für mich gebaut, da ich selbst ohne Hilfe ja nicht mal in der Lage gewesen wäre, auch nur einen Pinsel im Baumarkt zu kaufen, denn ohne Händlerschein durfte man zu dieser Zeit den Baumarkt als Privatperson nicht betreten. Diesen beiden Menschen bin ich so unendlich dankbar dafür, dass sie meine Freunde sind, liebevoll und absolut zuverlässig, und ich danke dem Himmel für ihre positive Energie.

Es ist nicht leicht, aber leicht kann ja jeder, denke ich so bei mir, vor allem aber bin ich nicht allein, auch wenn ich mich manchmal so fühle. Schrecklich allein.

Und in all dem Irrsinn kommt endlich Anfang April die Zusage, dass »Der Ölprinz« in diesem Jahr stattfinden wird. Ich kann es kaum glauben, denn zwei Jahre sind inzwischen ins Land gegangen, und ich muss mich einmal kräftig kneifen, um zu begreifen, dass all das, worauf ich mich damals so gefreut, was ich aber auch befürchtet habe, nun mit großen Schritten auf mich zukommt.

Dazu ist es das Jahr mit unseren beiden runden Geburtstagen, Papas neunzigstem und meinem sechzigsten.

Seiner steht zeitnah am 12. Mai an, und natürlich habe ich schon mit den ersten Vorbereitungen begonnen. Es wird eine kleine Feier direkt an seinem Geburtstag geben, und direkt zwei Tage später, an einem Samstag, plane ich für ihn ein großes Wiedersehen, damit Freunde und Verwandte auch wirklich aus der Ferne anreisen können und werden, denn ich möchte, dass dieser Tag für ihn unvergesslich wird. Bei meinem lieben Freund Adnan in der Osteria Culaccino wird er stattfinden, und da Adnan meinen Papa sehr mag und nun mal einer der liebsten und großzügigsten Menschen ist, die ich kenne, bitte ich ihn nicht nur, bei ihm feiern zu dürfen, sondern auch darum, meinen Papa mit dem Bentley abzuholen, was er auch wirklich gern tut.

Ich werde niemals das stolze Gesicht meines Vaters am Tag der großen Zusammenkunft vergessen, ich mit Rollator im Taxi, er im Bentley mit Adnan, vorgefahren vor der Osteria Culaccino, vor der alle seine Gäste schon aufgeregt auf ihn warten, mit Blümchen und Geschenken bewaffnet, bereit, ihm ein Ständchen zu singen, in der ich den Herbst zuvor als Kellnerin und Terrassenmanagerin gearbeitet habe, und ich muss sagen, dass ich nicht nur Adnan für den Job nach wie vor sehr danke, sondern wirklich viel Spaß bei der Arbeit hatte, und ein ums andere Mal bediente ich Filmgrößen wie Mario Adorf, der mich erkannte und mich fragte, was ich hier mache.

»Ich sorge dafür, dass es euch gut geht«, war meine Antwort, und so war es auch. Einmal Kellner, immer Kellner, hatte ich doch mein ganzes Studium, wie viele andere Schauspielkollegen auch, mit kellnern finanziert.

Donnerstag, am Tag seines Geburtstages, feiern wir also im kleinen Kreis, auch wenn von den geladenen acht Gästen leider nur drei erscheinen, aber Papa lässt sich seine Enttäuschung nicht anmerken und stellt nur fest: »Wer da ist, ist da!«, und ich wiederum stelle fest, die Wichtigsten sind da.

Unser wundervoller Zahnarzt, der meinen Papa liebgewonnen hat, da wir wirklich oft zu ihm mussten, Papas Zähne zwischenzeitlich locker wie Fallobst waren, und nicht selten, wenn ich morgens anrief, lachte Papa laut und sagte: »Du wirst es nicht glauben«, und ich wusste, denn das war wie ein Codewort, ich muss schnell und vor allem zeitnah wieder einen Termin machen, er hat wieder einmal einen Zahn in der Hand. Der Doc machte für uns immer alles möglich, schnell und unkompliziert. Allerdings waren diese Termine für mich meist sehr aufreibend, denn ich durfte meinen Vater weder in mein Auto setzen noch in ein Taxi, Pandemie, oh Pandemie, und so schob ich ihn ein ums andere Mal die zwanzig Minuten zu Fuß, musste vorher allerdings immer das Wetter kontrollieren, denn bei Regen wäre mein Vater pitschnass geworden, auch wenn wir tatsächlich mal richtig was auf die Mütze bekommen haben, weil es spontan regnete und ich ihm ein durchsichtiges Regencape überstülpte, das ich sicherheitshalber eingepackt hatte, eigentlich für Open-Air-Veranstaltungen, und das hier nun seine volle Wirkung entfaltete, ihn einigermaßen trocken hielt, aber vor allem wirklich extrem lustig aussah. Von vielen Situationen mit meinem Vater mache ich Fotos, damit ich seine Erinnerung unterstützen kann, und dies ist eines unserer beider Lieblingsfotos von den gefühlten Tausenden, zusammen mit dem Bild des alten Mexikaners, das an einem Abend entstand, als er mit Sonnenhütchen und diesmal ohne Sonnenbrille in zwei dicke Wolldecken gemummelt, von der ich ihm eine über den Kopf und somit über den halben Sonnenhut gezogen hatte, über seinem Bierchen im Manzini eingeschlafen war.

Meine liebe Freundin Karen ist da, deren Gesellschaft nicht nur mein Vater sehr liebt, weil sie immer frischen Wind mitbringt, zusammen mit zauberhaften Geschenken, wie einer kleinen, selbst gebackenen Torte für ihn und Kerzen, die er auspusten darf, um sich etwas zu wünschen, und auch unsere Freundin Ilona, die ich gebeten habe zu kommen, obwohl ich weiß, dass es mit ihrer COPD-Erkrankung trotz ihres Sauerstoffgeräts nicht immer leicht ist, einen Nachmittag draußen zu verbringen, denn Luftfeuchtigkeit, Wärme etc. müssen stimmen, damit sie atmen kann, verbringt den Nachmittag mit uns, denn an diesem Tag stimmt beides.

Am Samstag findet dann endlich das große Fest statt, auf das er sich seit Wochen freut, und auch wenn er am liebsten mit mindestens neunzig Freunden und Verwandten feiern möchte, die ich leider aus unterschiedlichen Gründen nicht herbeizaubern kann, sind nahezu alle, die ich eingeladen habe, die zugesagt haben und die er gern sehen möchte, gekommen, um meinen Vater hochleben zu lassen, und es wird ein wunderschöner Tag für ihn, umgeben von Familie, alten Freunden, und auch Mathias und Georg, seine beiden Betreuer, und mein lieber Freund Marcel, der Papa nun auch schon einige Zeit kennt, sind da.

Am frühen Abend bringe ich ihn mit dem Taxi nach Hause und ins Bett, auch wenn er gerne noch weiterfeiern würde, aber seine Augen fallen ihm fast zu und er wird sie ja alle wiedersehen.

»Das war doll, ganz, ganz doll«, freut er sich, »das hast du ganz toll organisiert«, lobt er mich, während er mit dem neuen Carbon-Rollator, den sein Bruder und dessen Frau ihm geschenkt haben, durch sein Zimmer fegt, und wir bleiben noch einige Zeit zusammen, ich räume seine Geschenke an die entsprechenden Orte, stelle seine Glückwunschkarten vor den übergroßen Blumenstrauß und freue mich, wenn ich auch schrecklich müde bin, wie ein kleines Kind, dass alles so gut gelaufen ist, vor allem aber, dass er glücklich zu sein scheint. Glücklich und zufrieden. Im Vorfeld war natürlich, wie meist, alles zwar etwas anders geplant, und ich hatte auf die Hilfe meiner Schwester gehofft, die sich ein paar Tage um meinen Vater kümmern wollte, damit ich nichts dem Zufall überlassen musste, aber unglücklicherweise hatte sie sich zwei Tage vor ihrer Anreise die Hand gebrochen und war nicht in der Lage, zu reisen, was auch sie natürlich sehr traurig stimmte. Aber so ist es nun mal, das Leben, es ist kein Wunschkonzert, und dennoch werde ich alles hinbekommen, das steht fest.

Drei Tage lang feierten wir sozusagen noch nach, die Gäste blieben noch ein paar weitere Tage in Berlin, und so organisierte ich ein Treffen nach dem anderen, damit Papa auch Gespräche in Ruhe führen konnte, denn bei zwanzig Personen, die er eine gefühlte Ewigkeit nicht gesehen hatte, muss man schon sagen, dass er auf seiner Feier auch ein wenig überfordert war, und es gab natürlich sehr viel zu erzählen.

Aber ganz ehrlich, selbst ich wäre überfordert gewesen.

27

Keine zwei Wochen später werde ich, mit voll bepacktem Auto und Kleidung für absolut alle Wetterlagen, in Bad Segeberg eintrudeln. Ich kann es immer noch nicht so richtig glauben, dass »Der Ölprinz« stattfinden wird, freue mich aber riesig auf die Proben, die Kollegen und Kolleginnen und das gesamte Karl-May-Team.

Mein Kindheitstraum wird sich erfüllen, und dennoch bin ich voller Sorge, denn für meinen Papa muss ich alles gut vorbereiten. Beginnend mit dem Handgeld für die Betreuer, über die Lieferung von frischen Blumen und seinem Schnäpschen einmal die Woche, bis hin zur Bestellung von Tena-Hosen für den gesamten Zeitraum, der Organisation seiner Nagel- sowie Haarpflege, vor allem aber muss ich das »blaue Buch« für mindestens fünf Wochen vorschreiben, Handcreme und Meridol besorgen, Pferdesalbe für seinen schmerzenden Rücken und das Rezept für die Physiotherapie, ich muss alle wichtigen Telefonnummern in der Residenz deponieren, die der Betreuer oder meine Schwester, falls ich mal nicht erreichbar bin, eventuell benötigen werden, vor allem aber muss ich die unseres Zahnarztes hinterlegen, falls Papa mir beim morgendlichen Telefonat mal wieder ein »Du wirst es nicht glauben« durch den Hörer lacht.

Er, mein Vater, nimmt das alles mit großer Gelassenheit, und während ich wie eine Irre Zettel schreibe und Notizen mache, rotiere, damit ich auch ja nichts vergesse, meiner lieben Freundin Steffi das Geld für die Blumen bringe, die sie einmal wöchentlich für ihn in der Residenz abgeben wird, dazu viele kleine, hübsch eingepackte

Schnapsfläschchen, mit denen sie ihn ebenfalls erfreuen wird, bitte ich meine Nachbarn, meine Blumen zu versorgen und auf meine Wohnung zu achten, und langsam nehme ich Abschied von Berlin, als würde ich auswandern, für immer, nie mehr zurückkehren, und je näher der Zeitpunkt meiner Abreise rückt, umso unsicherer werde ich, habe das Gefühl, ich würde meinen Vater verlassen, im Stich lassen, doch die Pflegedienstleiterin auf Papas Station beruhigt mich, und ich weiß, er ist dort in guten Händen, alle werden sich um ihn bemühen und versuchen, auf ihn aufzupassen, sich um ihn kümmern und ihn versorgen.

Wahrscheinlich werde ich nicht einmal fehlen.

Mir ist klar, ich kann ja auch nicht andauernd vor meinem eigenen Leben davonlaufen, ich bin nun mal Schauspielerin und meine Arbeit findet nicht immer gleich um die Ecke statt, in Berlin oder eben in der Nähe. Außerdem geht es doch »nur« um viereinhalb Wochen Proben, auf die ich schließlich mein ganzes Leben gewartet habe, und nach der Premiere habe ich montags bis mittwochs Zeit, da ich nur donnerstags bis sonntags spiele, in dem Zeitraum allerdings sieben Shows.

Meinem Vater ist das eigentlich schnurz, er macht sich überhaupt keine Sorgen, komme gut alleine klar, wie er mich ein weiteres Mal wissen lässt, und meine Mutter freut sich einfach nur herzlich für mich, weil sie weiß, dass ich mir das schon so lange wünsche, und jetzt auch mal für längere Zeit in ihrer Nähe bin, ich sie ab und zu spontan besuchen kann, wenn meine Proben es zulassen.

Das eigentliche Problem bin wieder einmal nur ich selbst, meine Gedanken, meine Gefühle, meine aufkeimende Unsicherheit, und so zweifle ich einen kurzen Moment, um mir dann wirklich und allen Ernstes die Frage zu stellen, und zwar laut und deutlich, ob ich jetzt komplett durchdrehe und neben der Spur bin, dass ich es überhaupt, wenn auch nur für einen Bruchteil einer Sekunde, in Erwägung ziehe, das Engagement abzusagen.

Aber noch schneller wird klar, ich kann nicht verzichten und ich will auch nicht verzichten. Es muss gehen! Es wird gehen. Es darf einfach nichts passieren, weder mit meinem Vater noch mit meiner Mutter, viereinhalb Wochen, schallt es an mein inneres Ohr, das wirst du doch, ach was, das werden alle doch wohl hinbekommen, während ein klitzekleiner Rest Ungewissheit immer in mir bleiben wird, der da heißt: Was bin ich bereit zu tun oder auf was bin ich bereit zu verzichten, grundsätzlich, wenn es meinem Vater nicht gut geht oder meiner Mutter?

Mein Herz kreischt wie eine alte Säge, die komplett verrostet ist.

»Auf nichts«, brüllt es mir entgegen, und ich spule das gemeinsame Leben mit meinem Vater, dann das mit meiner Mutter vor meinem inneren Auge ab. Wer von beiden hätte wann, wie, vor allem worauf für mich verzichtet, was er unbedingt hätte tun wollen?

Nein, nichts und niemand wird mir in die Quere kommen, nicht dieses eine Mal, nicht einmal ich selbst.

Schrecklich, wie das klingt, ich möchte mich übergeben, ich hasse diese meine Unfähigkeit, Entscheidungen zu treffen, wobei ich sie ja mein ganzes Leben lang schon treffe, und diese ist ja längst getroffen, vor zwei Jahren schon, oder drei, Verträge und Optionsverträge wurden gemacht, und ich will, ich will unbedingt dieses Stückchen Leben abgreifen, erleben dürfen, die Liebe zu dem, wofür ich vor fast 42 Jahren angetreten bin, gegen alle Unkenrufe, ich will das endlich erleben dürfen.

Hier stirbt jetzt niemand und keiner braucht mich gefälligst! Sonst werde ich sauer! Stinksauer!

Nein. Stopp! Verstehen Sie mich nicht falsch.

Wenn ich sage, »Ich bin dran«, mit dieser Vehemenz, die mich ja fast selbst erschlägt, dann ist das lediglich ein verzweifelter Hilferuf, nicht dauerhaft für das Leben anderer zuständig zu sein.

In meinem Leben bedeutet das tatsächlich, ich fange gerade erst an zu lernen, dass auch ich eine Lebensberechtigung habe. Irre!

Aber ich bin fest entschlossen, koste es, was es wolle.

Interessanterweise kostet es tatsächlich hauptsächlich Geld für die Betreuung, dazu natürlich Energie und Aufmerksamkeit, aber eigentlich nichts anderes, und während der Proben kann ich ja mein tägliches Telefonat mit ihm führen, wie auch das mit meiner Mutter, und lustigerweise wird es genauso sein, und bald schon bekomme ich das Gefühl, je weiter ich entfernt bin, umso besser geht es meinem Papa. Er ist völlig klar und ganz bei sich. Verrückt.

28

Absolut jeden Tag begrüßt er mich jetzt mit einem fröhlichen »Hallihallo« am Telefon und mein Herz hüpft vor Freude, denn all meine Sorgen scheinen unberechtigt, und während ich mit meinen Kollegen vergnügt im Regen bei den Proben durch den Matsch stampfe, weil ich einfach schon durch den Anblick des Amphitheaters und dieser für mich schönsten Bühne Deutschlands beseelt bin, klingt er nahezu immer heiter, und auf meine Frage, ob es ihm gut gehe, die ich ihm täglich stelle, lacht er meist schelmisch und antwortet mit einem lachenden »Ja, noch, wieso?«, und ich verspreche, mich später noch mal zu melden, was ich meist auch tue, aber nicht immer erreiche ich ihn, da er mal im Hause unterwegs ist, beim Essen oder schon schläft.

Alles ist gut! Ich bin dankbar, denn ich kann meiner Arbeit gewissenhaft und voller Liebe nachgehen, auch wenn ich es in der Zeit der Proben nur zweimal schaffe, zu ihm nach Berlin zu fahren, um nach ihm zu sehen, denn durch einige Coronafälle in unserem Ensemble kommt es etliche Male zu Änderungen im Probenplan, aber ich bin am Vatertag mit ihm zusammen, was mir persönlich wirklich viel bedeutet, obwohl ich mir bis heute nicht sicher bin, ob er das für genauso wichtig erachtet hat wie ich selbst.

Egal. Ich bin jedenfalls da, finde meinen Papa in sehr gutem Zustand vor, frisch rasiert und gut gelaunt, also alles läuft nach Plan, und auf meine Frage, wie es ihm gehe, ob er etwas vermisse oder brauche, lässt er mich wieder einmal wissen, dass er zufrieden sei.

Und dann kommt er doch, der Tag, den ich immer gefürchtet habe. Er kommt mit schnellen Schritten, und ich bin nicht gewappnet, es erwischt mich eiskalt.

Ein paar Tage vor der Premiere erreicht mich nachmittags ein Anruf der Residenz, den ich aber nicht sofort erhalte, da ich ohne Handy probe und die Sprachnachricht erst eine halbe Stunde später abhöre. Als ich also gegen 16.45 Uhr kurz Zeit habe, und ich muss sagen, dass ich immer sofort in Alarmbereitschaft bin, wenn ich die Nummer der Residenz auf meinem Display sehe, erfahre ich, dass mein Vater gern nach draußen gehen möchte und, weil man ihn nicht rauslasse, er mit mir sprechen möchte. Im Hintergrund höre ich Papa zetern: »Meine Tochter hat mir gesagt, dass ich rausgehen darf«, und das stimmt, allerdings nur dann, wenn klar ersichtlich ist, dass er weiß, wo er sich befindet. Ich wundere mich allerdings, da der Betreuer ja erst gegen 16 Uhr mit ihm zurückgekommen sein muss. Warum also wollte mein Vater eine Viertelstunde später die Residenz schon wieder verlassen, was natürlich so nicht gedacht ist?

Ja, mein Vater langweilt sich manchmal, aber er weigert sich auch, an Lesungen, Malkursen und anderen Unterhaltungsprogrammen, die es nun endlich wieder im Hause gibt, teilzunehmen, und neuerdings, also seit wenigen Monaten, wenn ich ihn selbst nach einem langen Spaziergang oder dem Besuch im Restaurant nach Hause und zurück auf sein Zimmer bringe, fragt er mich nun oft, was ich jetzt so mache, und erklärt mir kurzerhand, dass er jetzt auch gehe, oder sagt schnell:

»Du, dann komm ich mit.«

»Wohin willst du denn mit, Papa?«

»Na, dahin, wo du jetzt hingehst, und dann nach Hause.«

»Aber du wohnst doch hier, ich muss ein paar Erledigungen machen und dann geh ich auch nach Hause«, ist meist meine Antwort, die er ab und zu nun mit einem in sich hineingegrummelten

»Scheiße« quittiert, und dieses Wort aus seinem Mund lässt mich schon lange nichts Gutes mehr ahnen, denn es klingt nach »Ich muss hier im Gefängnis bleiben, ich komme hier nicht raus, oder doch?«.

Wenige Minuten später, also kurz vor 17 Uhr, bekomme ich eine SMS von Ilona mit folgenden Worten:

»Dein Vater ist weg!«

»Was meinst du mit: Mein Vater ist weg?«, schreibe ich alarmiert zurück.

»Er ist nicht mehr im Haus, sie finden ihn nicht«, erwidert sie per SMS, und da ich noch etwas Zeit habe bis zu meinem nächsten Auftritt, obwohl ich weiß, dass ich bald dran sein werde, denn Pferde sowie Kutsche bringen sich in meiner direkten Nähe hinter der Bühne in Bereitschaft, rufe ich erst auf seinem Telefon an, erreiche ihn aber nicht, dann wähle ich die Nummer seiner Station. Ans Telefon geht eine Pflegerin, die noch nicht sehr lange auf der Station meines Vaters arbeitet, die ich oft als sehr »ruppig« empfinde, und ich weiß auch nicht, welcher Nationalität sie angehört, aber sie spricht sehr gebrochenes Deutsch.

»Ah, Frau Karrenbauer«, begrüßt sie mich freundlich, und auf die Frage, wo mein Vater sich gerade befinde, erklärt sie mir, dass er ganz brav auf seinem Zimmer sitze, einen schönen Ausflug mit dem Pfleger gehabt habe und es ihm gut gehe.

»Ich habe einen Anruf der Pforte auf meinem Anrufbeantworter mit einer Rückrufbitte, da mein Vater das Haus verlassen wollte, und nun schreibt mir unsere Freundin Ilona, mein Vater sei weg«, erkläre ich ihr knapp.

»Kein Anruf von uns«, erwidert sie, und ich erkläre ihr, dass die Pforte mich vor etwa einer dreiviertel Stunde angerufen hat, im Beisein meines Vaters, der unbedingt das Haus verlassen wollte und ich mir große Sorgen mache.

»Hören Sie, Frau Karrenbauer, ihr Papa sitzt auf seinem Zimmer«, beginnt sie nun wieder recht langsam, »wollen ihn sprechen?«

»Nein, wenn Sie mir sagen und versichern, dass er auf seinem Zimmer ist und Sie ihn dort gesehen haben, ist alles gut. Ich bin ja hier auf der Probe in Bad Segeberg und eigentlich auch sehr in Eile, war aber durch den Anruf sehr beunruhigt. Dann ist alles gut«, wiederhole ich.

»Soll ich Telefon in Zimmer bringen?«

»Nein, danke. Alles gut. Sie haben mir ja gesagt, dass Sie ihn gesehen haben und dass er da ist. Ich muss los«, erwidere ich schnell und lege auf, denn ich habe das Zeichen des Inspizienten gesehen, der mich bittet, langsam auf die Kutsche zu steigen, da ich gleich dran bin.

Gefühlt keine drei Minuten später erreicht mich eine weitere SMS von Ilona.

»Dein Vater ist wirklich weg.«

Was also war passiert? Die Pflegerin war nun doch in das Zimmer meines Vaters gegangen und hatte ihn dort nicht aufgefunden. Genau zu diesem Zeitpunkt rief Ilona auf dem Handy meines Vaters an, den ich schon mehrfach darum gebeten habe, sein Handy nicht auf Ausflüge mitzunehmen, da ich immer Angst habe, dass er es verliert, da er es locker in die Brusttasche seines feinen Hemdes steckt, er hatte sich daran gehalten und selbige Pflegerin hatte nun den Anruf von Ilona entgegengenommen.

Sie, die mir ja eben noch versichert hatte, mein Vater sitze dort brav nach seinem schönen Ausflug, sie habe ihn ja eben erst gesehen.

Ich hatte nun doch noch ein paar Minuten Zeit, sprang wieder von der Kutsche, verzog mich in den hintersten Backstage-Bereich und rief wieder auf der Station an.

»Wo ist mein Vater?«, zischte ich in den Hörer.

»Weiß nicht. Wir suchen jetzt alles ab.«

»Gut! Und ich rate Ihnen, finden Sie ihn! Ich melde mich wieder.« Ich legte auf, sprang auf den Kutschbock und fuhr zu meiner

Szene, die jetzt etwa fünfzehn Minuten dauerte. Danach rief ich direkt wieder an, um mich nach dem Stand der Dinge zu erkundigen. Weinend, schluchzend und völlig aufgelöst, für meine Begriffe aber viel zu langsam, erklärt mir die Dame nun, dass man alles abgesucht habe, Keller, Speisesaal, Dachgeschoss, alle Terrassen, Hellas Zimmer, mein Vater sei unauffindbar.

»Hören Sie auf zu heulen«, zische ich in den Hörer, ohne jegliches Mitgefühl und auch, weil ich kaum ein Wort verstehe. »Wo ist mein Vater? Wer sucht ihn und seit wann ist er weg? Was ist jetzt Ihr Notfallplan?«

Inzwischen ist sie an der Pforte angekommen, und ich bitte darum, mit der Dame zu sprechen, die mir vor über einer Stunde eine Nachricht hinterlassen hat.

»Frau Karrenbauer«, meldet sich diese nun, aber ich würge sie ab. »Hallo. Also, ich möchte jetzt von Ihnen wissen, haben Sie meinen Vater gesucht? Wann haben Sie meinen Vater gesucht? Wo und wann haben Sie ihn das letzte Mal gesehen?«

»Als ich Ihnen aufs Band gesprochen habe«, auch sie spricht äußerst langsam, und ich drohe wahnsinnig zu werden.

»Okay. Hören Sie mir bitte genau zu. Ich gebe Ihnen jetzt die Namen aller Restaurants und Cafés in der Umgebung, in die ich und seine Betreuer regelmäßig mit meinem Vater gehen. Ich könnte mir vorstellen, dass er vielleicht dort irgendwo eingekehrt ist.«

»Ich hole was zu schreiben.«

»Gut! Manzini. Luardi. Piter, direkt hier um die Ecke. Café Reinhard's auf dem Ku'damm«, dazu nenne ich die Straßen, aber bei jedem Namen, den ich nenne, fragt sie zwei- bis dreimal nach, auch wenn ich jetzt schon buchstabiere, um mir dann ein »Ich höre Sie so schlecht« entgegenzurufen und mich wissen zu lassen, dass sie grundsätzlich schlecht höre, aber sie könne ja mal eben mit dem Fahrrad um die Ecke fahren und gucken, wo er sei.

Sind hier eigentlich alle irre geworden?

»Geben Sie mir die Pflegerin. Sofort!« Ich bin fassungslos, sie aufgelöst.

»Frau Karrenbauer, Papa nicht auffindbar.« Das weiß ich bereits! Halten Sie verdammt noch mal die Klappe, möchte ich in den Hörer rufen, und sage stattdessen:

»Verschwenden Sie nicht weiterhin wertvolle Zeit. Was ist Ihr Notfallplan? Notfallplan? Wer sucht meinen Vater, und bitte keinesfalls die Nummer mit dem Fahrrad, wie lange soll das bitte schön dauern, und die Dame an der Rezeption hat ja nicht einmal die Namen der genannten Orte richtig verstanden, rufen Sie jetzt die Polizei und geben Sie eine Fahndung raus? Hallo??? Ich melde mich gleich wieder.«

Hier hat niemand einen Plan, geschweige denn einen für den Notfall, alle scheinen mir völlig unfähig, was sie auch sind, ich bin mehr als fassungslos und springe auf die Kutsche, da meine nächste Probe beginnt. Meine Kollegen, die alles mitbekommen haben, sehen mich voller Mitgefühl an, mir laufen die Tränen in Stoßbächen aus den Augen, mein Papa ist weg, vielleicht hatte er einen Unfall, oder noch schlimmer, vielleicht ist er tot?

Diesmal habe ich das Handy mit auf die Kutsche genommen und schreibe schnell beiden Betreuern eine Nachricht, dass Papa weg sei, bitte sie, mir zu helfen, da ich ihn ja schlecht selbst suchen kann, hier aus Bad Segeberg, spiele meine Szene, als wäre nichts gewesen, um, als ich endlich wieder hinter der Bühne ankomme, auch meinen lieben Freund Adnan zu bitten, sich auf die Suche nach Papa zu machen, was er ebenfalls sofort tut.

Laufend bekomme ich nun Nachrichten von den dreien, wer gerade wo nach meinem Vater sucht, aber er ist und bleibt unauffindbar, es ist mittlerweile gleich halb sieben und er ist nur mit einem dünnen, ärmellosen Hemd bekleidet, die Abende in Deutschland sind noch sehr kalt, er hat kein Geld dabei, denn sein Portemonnaie befindet sich in der Schublade seines Tisches, wie ich beim Anruf der freundlichen Polizistin, die mich darüber informiert, dass sie nun gerufen worden seien und in seinem Zimmer nach Anhaltspunkten suchen, erfahre.

»Frau Karrenbauer«, lässt sie mich mit ihrer warmen Stimme wissen, nachdem ich ihn noch mal beschrieben habe und auf das Sonnenhütchen und die Sonnenbrille hingewiesen habe, »da ihr Vater dement ist, wird er sicher jemandem auffallen«, aber eben genau das ist das Problem oder eigentlich auch das Schöne. »Glauben Sie mir, das wird niemandem auffallen. Er ist klug, weit gereist, er spricht klar und deutlich, weiß, was er möchte, und wenn ich es nicht selbst besser wüsste, dass es so ist, würde auch ich es nicht erkannt haben. Aber Papa sucht manchmal die Straßenbahn, die ihn nach Duisburg-Meiderich bringt, und ich könnte mir vorstellen, dass er losgelaufen ist, um nach dieser Straßenbahn zu suchen. Vielleicht ist er auch unterwegs zum Hauptbahnhof« – und bei dem Gedanken wird mir angst und bange.

»Wir geben jetzt eine Fahndung nach ihm raus, und ich melde mich dann bei Ihnen, wenn wir ihn ›aufgegriffen‹ haben, okay?«, beruhigt sie mich.

Ich kann nur noch weinen, meine Kollegen trösten mich, jeder auf seine Art, und mein lieber Harald nimmt mich in den Arm mit den Worten: »Wirst sehen. Deinem Papa ist nichts passiert. Das wird alles gut verlaufen«, und ich zwinge mich, ihm zu glauben und darauf zu vertrauen, dass es so sein wird.

Meine Proben gehen weiter, ich muss jetzt einfach ganz fest daran glauben, dass alles gut wird, dass man ihn findet, und tatsächlich, um kurz vor 21 Uhr gibt es endlich Entwarnung.

Die freundliche Polizistin spricht mir, wie versprochen, eine Nachricht aufs Handy, mein Vater wurde nahe des Stadtteils Tiergarten gefunden und er ist okay. Dankbar und überglücklich lächle ich in die Kollegenrunde, Papa ist in Sicherheit.

Vom Haus selbst werde ich lediglich um einen Rückruf gebeten. Ich bin sauer! Können sie nicht einfach sagen, er ist wieder da? Na, das werde ich noch zu klären wissen.

29

Am nächsten Vormittag erzählt Papa mir am Telefon von seinem Ausflug.

»Ja, ich war unterwegs. Mensch, Katy, ist doch kein Grund, so einen Aufriss zu machen. Sechs Polizisten haben mich ›einkassiert‹ und mich wieder in die Residenz gebracht«, und dabei lacht er laut und freut sich diebisch wie ein kleiner Junge, und ich muss schmunzeln, weil ich nicht mit ihm schimpfen will.

»Papa, ich hab mir wirklich wahnsinnige Sorgen um dich gemacht. Du darfst doch nicht einfach abhauen«, sage ich stattdessen sehr sanft.

»Mensch, komm, jetzt mach doch nicht so einen Stress. Ich hab viele nette Leute kennengelernt, tolle Gespräche geführt und war ja sogar schon am Stadtrand von Berlin. Ich kann nämlich doch noch sehr gut laufen.«

Die Sache mit dem Stadtrand von Berlin überspringe ich einfach, denn bis dahin ist er Gott sei Dank nicht gekommen, aber es war ein heißer Tag, der abends recht kalt werden sollte, und darum hake ich noch mal genauer nach.

»Aber du hattest nicht einmal etwas zu trinken dabei und auch kein Geld.«

»Klar hatte ich Geld dabei, jetzt erzähl doch nicht so´n Scheiß, und getrunken habe ich auch.«

»Papa, du warst mehr als viereinhalb Stunden unterwegs und es wurde schon dunkel.«

»Komm, lass stecken. War 'ne Scheißidee. Ich wollte nach Meiderich. Na ja, dann wurde es tatsächlich auch ein bisschen kühl. Darum war ich dann doch ganz froh, als die kamen und mich eingesammelt haben«, lacht er. »Zwischendurch hatte ich auch überlegt, ins Taxi zu steigen und nach Hause zu fahren.«

»Und wo ist ›zu Hause‹?«

»Na da, wo ich jetzt bin.«

»Wo bist du denn, Papa?«

»In Duisburg.«

»Paps, du bist in Berlin, aber alles fein, ich bin jetzt erst einmal froh, dass dir nichts passiert ist, lieber Papa. Mach das bitte nicht wieder, ich hab mir wirklich sehr große Sorgen um dich gemacht, alle anderen natürlich auch, und ich kann hier auch nicht in Ruhe arbeiten, wenn ich immer denke, dass dir etwas passieren könnte.«

Damit mein Papa weiß, wo er wohnt, und sich auch ausweisen kann, habe ich schon vor Langem Kopien seines Ausweises in all seinen Jacken untergebracht, natürlich auch in seiner Geldbörse, aber da er ohne alles unterwegs war, hätte er selbst keinesfalls in die Residenz zurückgefunden. Er hätte, falls ihn Menschen angesprochen hätten, sicher als Adresse die Berchumer Straße 66, spätere Berchumer Straße 5, in der ich aufgewachsen bin, genannt.

Aber ich habe keine Ahnung, ob es die vielleicht sogar auch in Berlin gibt.

»Neiiiiin! Mach ich nicht wieder, Katy«, lässt er mich wissen, und ich fühle, dass auch ihm der kleine Ausflug letztlich irgendwie etwas unheimlich war.

»Wie bist du denn überhaupt aus der Residenz rausgekommen?«, erkundige ich mich noch vorsichtig, und voller Stolz erzählt er mir, wie er die Dame an der Rezeption »ausgetrickst« habe, indem er sich unter der Treppe versteckte, bis sie, die Dame, jemandem die Tür öffnete, einem Herrn, der von draußen nach drinnen kam, wohl um jemanden zu besuchen, und dabei sei er schnell durch die Glastür »entschlüpft«.

»So, so, du bist also entschlüpft«, schmunzle ich ins Telefon. »Gut, Papa, du bist wieder da, unversehrt, und ich bin froh, dass du heil geblieben bist, und hab dich lieb. Übermorgen ist Premiere, dann spiele ich noch eine Vorstellung am Sonntag, und am Montag sehen wir uns endlich wieder.«

»Ja, gut, Katy, ich freue mich.«

»Ich hab dich lieb, Papa.«

»Ich hab dich auch lieb, Katy!«, und ich höre, während wir auflegen, wie er das Wort »unversehrt« wiederholt und in sich hineinkichert wie ein kleiner Junge, dessen Streich aufgeflogen ist.

30

Die Premiere von *Der Ölprinz* ist ein voller Erfolg, und wir, das Ensemble, das Team und alle Mitarbeiter, werden frenetisch gefeiert. Fortan werde ich montags und dienstags, manchmal auch mittwochs morgens meinen Vater in Berlin betreuen, dann entweder dienstags abends oder eben mittwochs mittags zu meiner Mama nach Kiel fahren und ihr ein klein wenig helfen, Wäsche waschen, einkaufen, vor allem aber Zeit mit ihr verbringen und dann ab donnerstags meine sieben Shows bis sonntags spielen, voller Freude. Das wird mein Jahr.

Aber schon nach wenigen Shows erleide ich am Ende meines ersten Auftrittes einen Bühnenunfall, knalle durch einen spontanen Applaus, bei dem die Pferde sich unerwartet ein, zwei Schritte nach vorn bewegen, hinten aus der Kutsche und plumpse vor 7.500 Zuschauern erst auf den Stahltritt und dann ungebremst auf den Bühnenboden, meine Chefin wie auch mein Kollege Jogi denken für einen Moment, ich sei ohnmächtig, aber ich muss mich erst besinnen und in mich hineinfühlen, was mir da soeben passiert ist, das Knie schmerzt, die Hand auch, dann berapple ich mich, denn wenn ich auf der Bühne bleibe, geht die Show nun mal nicht weiter, krabble mit Hilfe meiner Kollegen zurück auf die Kutsche und werde direkt hinter der Bühne von der Notärztin Kaja und einem kleinen Team versorgt, getapt, und mit jetzt steifem Bein und kleinen Änderungen in der Inszenierung, da ich so weder Treppen noch Stiegen erklimmen kann, spiele ich natürlich das Stück zu Ende, zum Schlussapplaus kann ich leider nur aus dem kleinen Holzverschlag heraushumpeln, von dem aus wir alle eigentlich auf die Bühne hinausrennen.

Nach der Show heißt es, sofort ab ins Krankenhaus, und mein lieber Lars, Haustechniker der Karl-May-Spiele, fährt mich dort hin, wartet geduldig auf mich, zwei lange Stunden später gibt es zumindest die Gewissheit, dass nichts gebrochen ist.

Schwein gehabt, denke ich, weiß aber noch nicht, wie es weitergehen wird und ob die Saison nun für mich gelaufen ist.

Das wäre natürlich die absolute Vollkatastrophe. Aber mit der Unterstützung aller, denn dies ist schließlich nicht die erste und einzige Verletzung, die auf diesen Bühnen je stattgefunden hat, und daher sind die Kontakte in alle Richtungen gut, kann ich tatsächlich am Samstagmittag ein MRT machen, das Innenband ist angerissen, Meniskus, Knie und alle anderen Bänder sind heil, und so entscheide ich, zusammen mit der Leitung der Karl-May-Spiele, die Shows weiterzuspielen und meiner Zweitbesetzung, so leid es mir auch für sie tut, das Feld nicht zu überlassen.

Nun wird mein Bein für jede Show komplett verbunden, aber ich merke schnell, dass das gut funktioniert und vor allem, dass ich durch die Bewegungen, die ich zu machen in der Lage bin, auch sicher Auto fahren kann. Damit ist meine zweitgrößte Sorge, meinen Vater und meine Mutter nicht sehen zu können, schnell geschwunden, und ich spiele voller Enthusiasmus meine »Rosalie Ebersbach, geborene Morgenstern, verwitwete Leiermüller« und rocke ganz nebenbei noch die Termine mit Papa in Berlin, auch wenn ich seinen Rollstuhl nicht schieben kann und somit immer auf seine Betreuer angewiesen bin.

Meine ganze Familie, bis auf meine Eltern, kommt mich am Kalkberg besuchen. Unterdessen bekommt aber auch mein Vater Besuch, sogar die Urenkelchen meines Vaters kommen mit ihren Familien nach Berlin, um Papa zu sehen und sich teils erstmalig vorzustellen. Familienzusammenführung pur. Papa genießt die Zeit sehr und natürlich wird auch viel über Der Ölprinz gesprochen.

»Wann darf ich denn kommen?«, fragt Papa mich an einem Nachmittag unverblümt, und ich hatte zwar schon auf die Frage gewartet und befürchtet, dass sie irgendwann kommen würde, hoffte aber vielleicht tief in meinem Inneren auch irgendwie, dass ihm das gleichgültig sei.

Da er aber 2013 in Elspe im Sauerland bei den Karl-May-Festspielen, bei denen ich dieselbe Rolle, also die der Rosalie Ebersbach übernommen hatte, damals noch mit Marianne, zu meiner Premiere von Der Ölprinz geladen war und dort einen wunderschönen Nachmittag und Abend verbracht hatte, vor allem aber, da er ein riesiger Karl-May-Fan ist, wie viele seiner Generation, ist ihm das natürlich nicht egal, im Gegenteil, ich spüre schon bei seiner Frage, wie wichtig es ihm ist.

»Papa, ich muss ja spielen, an drei Tagen sogar zwei Shows hintereinander, ich kann mich doch überhaupt nicht um dich kümmern«, tue ich seine Frage ab und versuche, schnell ein anderes Thema anzustoßen.

Aber da habe ich die Rechnung ohne meinen Vater gemacht.

»Wieso denn kümmern? Du brauchst dich doch nicht um mich zu kümmern. Du mietest mir einfach ein Hotelzimmer für zwei Tage und ich komme mit dem Auto hoch. Ist doch kein Ding. Sind doch nur dreihundert Kilometer, die fahre ich ja sonst auch immer und teilweise mehr.«

»Na ja«, beginne ich zögerlich, »du brauchst ja schon Hilfe, also beim Anziehen, bei unterschiedlichen Sachen, und du bist auch nicht so gut zu Fuß, das Gelände dort ist sehr unwegsam, die Wege sind sehr weit, die Treppen steil«, versuche ich ihn davon abzubringen, dass er unbedingt kommen will.

»So ein Quatsch!«, brummt er. »Ich will das unbedingt sehen, Katy. Ich will dich in dem Stück noch mal auf der Bühne sehen, das wird ja wohl machbar sein. Ich bin ja auch bis an den Stadtrand Berlins gelaufen, also bin ich auch gut zu Fuß«, und mir platzt der Kragen und ich schnauze ihn unwirsch, wie eine Furie, an.

»Jetzt lass mich bitte einfach meine Arbeit machen. Ich kann mich nicht auch noch um dich vor Ort kümmern, ich habe weiß Gott genug zu tun, mein Bein ist nicht in Ordnung, ich reiße mir für alle den Popo auf, und wenn ich sage, es geht nicht, dann geht es nicht, ich bekomme das einfach nicht hin, und ich bitte dich inständig, diese meine Entscheidung jetzt einfach zu akzeptieren. Basta.«

Rums!

Tief im Inneren wünsche ich mir manchmal, dass ich alles möglich machen könnte, worum er mich bittet, aber in diesem Fall und ehrlich gesagt auch in manch anderen Fällen sind mir einfach die Hände gebunden, denn er verkennt die Realität völlig, beurteilt mich aber natürlich nach meinem Verhalten und durch seinen jetzt etwas verschleierten Blick, und hier bin ich viel zu verständnislos rangegangen, weil ich einfach nicht auch noch darüber nachdenken wollte, wie ich den Vater an meine Arbeitsstelle bugsiere, weil mich das gesamte Leben schon irre viel Kraft kostet und all die kleinen Dinge, die ich tue und die für mich eh schon sehr mühsam und aufreibend sind, nicht einmal wertgeschätzt werden.

»Es tut mir leid, aber es geht nicht!«, sage ich nun sanft und bin sauer über mich selbst, weil ich nicht in der Lage scheine, meinem neunzigjährigen Vater seinen sehnlichsten Wunsch zu erfüllen.

Und wieder ist es da und wieder wird es mich nahezu täglich begleiten, dieses verdammte Schuldgefühl, auch wenn mein Vater seinen Wunsch nicht mehr ausspricht, mich lediglich darum bittet, ihm ein Programmheft mitzubringen, damit er sehen könne, wer welchen Charakter in Der Ölprinz spiele.

Die Wochen ziehen ins Land, das Bergfest, also die Halbzeit in Bad Segeberg, kommt mit großen Schritten und viel schneller als erahnt, die Zuschauer feiern ihre neu gewonnene Freiheit, ohne

Masken im Zuschauerraum sitzen zu können und unter freiem Himmel, das Stück gleicht bei jeder Vorstellung einem Happening, und dann geht es mit einem Male rapide schnell, jede Woche sieben Vorstellungen, Papa, Mama, ich bin unsäglich müde und möchte doch die Zeit vor Ort gern genießen, was mir kaum gelingt, außer wenn ich mit meinem Kollegen auf der Bühne stehe, tanze, spiele, lache und mich über die Freude aller freue, und dann ist wieder zu viel in meinem Kopf, scheint es, das mich bedrückt, ich möchte mein Buch so gern zu Ende schreiben, finde aber keinen kreativen Ort, nicht im Hotel, auch nicht zu Hause und nicht mal mehr in mir selbst, ich fühle mich gejagt, aber vor allem tun mir all meine Knochen weh und innendrin bin ich so verdammt leer. Leer.

31

Auch weiterhin beginne ich jeden Morgen, ob ich nun will oder nicht, mit Gedanken an meinen Vater, und ich frage mich, worauf ein Mensch, neunzig Jahre alt, sich eigentlich noch freut oder freuen darf.

Und wenn er doch einen Traum äußert, bin ich dann nicht in der Pflicht, genauestens zu prüfen, ob nicht doch irgendetwas geht, ob ich nicht doch in der Lage bin, diesen zu erfüllen?

Es ist ein Dienstagabend, ich bin mit dem Leiter des Hotels, in dem ich wohne, mit dem zauberhaften Guido, auf einen Wein auf der Seeterrasse verabredet, und ich erzähle ihm von meiner Idee. Schnell und sofort sagt er mir die Zimmer zu, die ich benötigen würde, ein Doppelzimmer und ein Einzelzimmer, falls ich meine Idee umsetzen könnte, wenn alle mir helfen, die ich dazu brauche.

»Das bekommen wir hin«, sagt er, und in mir wächst eine kleine Zuversicht.

»Ich brauche die Hilfe meiner Schwester Susan, die ihn vor Ort die ganze Zeit betreuen muss und vor allem vor der Vorstellung in Empfang nehmen muss, dazu die Zimmer, dann natürlich Karten für Papa, Susan und jemanden, der ihn fährt und bereit ist, ihn aus Berlin abzuholen, um Papa nach Bad Segeberg zu bringen, aber auch am nächsten Tag wieder zurückzufahren mitsamt Rollstuhl und Rollator, heißt, ich brauche eventuell auch einen größeren Mietwagen, ich benötige das Okay der Residenz, dass er über Nacht woanders bleiben darf, ohne danach in Quarantäne zu müssen, falls er ohne

Beschwerden ist, ich könnte vorher all seine Sachen aus Berlin, inklusive der Medikamente, schon nach Bad Segeberg mitnehmen, damit die Pfleger und auch er an nichts denken müssen, an der Bühne brauche ich das DRK oder einen Betreuer, der ihn mit dem Rollstuhl kurz vor der Vorstellung und nach einem kleinen Toilettengang auf seinen Platz bringt, und das Wetter muss stimmen, es darf keinesfalls regnen«, lasse ich den armen Guido nahezu in einem Atemzug wissen, und ihm entfährt ein anerkennendes »Wow«, gefolgt von: »Ganz schön viel, was du da vorhast. Aber ich bin sicher, du schaffst das. Toll! Und dein Vater wird sich riesig freuen. Also, die Zimmer sage ich dir zu, und wenn ich dir sonst noch irgendwie helfen kann, lass es mich bitte wissen.«

»Ja«, sage ich, »sehr gerne. Für den Abend brauche ich dann auf der Seeterrasse bitte den schönsten Tisch mit dem besten Blick über den See«, und auch den sagt er mir spontan zu.

In der Nacht bekomme ich kaum ein Auge zu, denn ich bin nicht nur aufgeregt, sondern ich frage mich, ob ich das alles wirklich hinbekomme, aber wo ein Wille ist, ist auch ein Weg, und meine Planung beginnt, ich habe genau eine Woche Zeit, denn der einzig mögliche Termin ist der 28.8.2022.

Meine Schwester habe ich sofort im Boot, sie findet die Idee klasse und verspricht mir, sich um Papa zu kümmern.

Als Nächstes erbitte ich die Karten und Sitzplätze, die so sein müssen, dass Papa nicht viele Treppen zu steigen braucht, dennoch aber gut sieht, und da ich allen von meiner Idee erzähle, habe ich auch schnell wunderbare und passende Plätze und kann mich um die weitere Organisation kümmern. Rudi, der die Ordner vor Ort betreut, hat meine Schwester schon an dem Tag kennengelernt, an dem sie selbst sich zwei Vorstellungen angesehen hat, und so ist er meine Geheimwaffe.

Ich frage und bitte ihn, ob er bis hin zum verfrühten Einlass, Durchgabe des Kennzeichens des Autos an die entsprechenden Ordner, das Papa dann bringen wird, und damit wir Papa bis nah an den Haupteingang fahren können, um die Platzierung aller, mit Extrasitzkissen für Papa, und, und, und bereit wäre, mich zu unterstützen, und er sagt sofort zu, wofür ich ihm auch im Nachhinein noch unendlich dankbar bin.

Da erreicht mich die Nachricht meiner Schwester, dass ich doch bitte bedenken solle, dass durch diese Reise und die damit verbundene große Anstrengung bei meinem Vater natürlich auch ein Demenzschub ausgelöst werden könnte, und sie bittet mich, darüber nachzudenken.

Auch dieses Argument nehme ich mir zu Herzen, aber ganz ehrlich, einen Demenzschub könnte er jede Sekunde, jede Minute, jederzeit bekommen, und als ich kurze Zeit später mit der Bereichsleiterin der Residenz spreche und natürlich auch dieses Thema anschneide, erwidert sie, mich aufmunternd:

»Ja, das könnte natürlich sein. Aber, Frau Karrenbauer, es könnte auch ganz anders sein. Er könnte danach eine zeitnahe und wirklich große, intensive Erinnerung haben und diese könnte ihn bereichern. Das könnte ihm sogar helfen«, und ich denke an all die Gespräche, die ich sonst so oft führe und bei denen man mir erklärt, wie es nicht geht, statt mit mir die Sache anzugehen und eine Lösung zu finden, und ich freue mich über ihre Einstellung, die ich als mehr als positiv erachte.

Bleiben also zwei wichtige Faktoren. Wer holt ihn ab und bringt ihn nach Bad Segeberg, wem traue ich das zu und meinen Vater an, der jetzt morgens oft deutlich »verrutscht« ist, meist mehr als über Tag, und hält das Wetter, auf das ich keinen Einfluss habe, aber auf dem Gebiet sieht bisher alles ganz gut aus.

Mir kommt mein Freund Christian in den Sinn, den ich seit fast einem Jahr nicht gesehen habe, das letzte Mal bei unserer jährlichen Kranichtour in den Bodden oben an der Ostsee. Lang ist's her.

Christian kümmert sich rührend um seine Eltern, sorgt sich und ist immer für sie da, wenn sie ihn brauchen, und als ich ihn brauchte, damals, als ich Papa 2019 nach Berlin holte, da half er mir, Papas Sachen zu transportieren, und viele Dinge, die ich für meinen Vater noch behalten habe, falls er jemals danach fragen sollte, stehen bei Chris in der Garage und in seinem Heizkeller. Er wäre perfekt, auch wenn er meinen Vater nicht kennt, aber beide sind sehr gesellig, und ich weiß, dass sie sich gut verstehen werden.

Also funke ich ihn an und bin fast sprachlos vor Freude, als er mir sofort, ohne Wenn und Aber, zusagt. Unfassbar.

Und ganz ehrlich, das werde ich ihm niemals vergessen. Er organisiert das Auto, kauft Getränke für die Reise, und obwohl mein Vater wenige Tage zuvor schnell noch mal eben stürzt, weil man ihn davon abhalten möchte, nach draußen zu gehen, wo er sich zu dem Zeitpunkt bereits befindet und, wie er mir am Telefon versichert, sich lediglich und nur kurz auf die Bank und an die frische Luft setzen und keinesfalls »abhauen« wollte, was aber zu einem Missverständnis führte, da alle mittlerweile voller Panik sind, dass er vielleicht doch verschwindet, sodass einige Menschen möglicherweise auch nicht immer angemessen handeln, wie in diesem Fall die Dame an der Rezeption, die ihn an seinem Rollator aufhalten wollte und danach griff, was ja wiederum seine Gehhilfe ist, und er somit lang auf die Straße fiel und nun mit drei Verbänden an beiden Armen anreisen würde, wie man mich vier Tage zuvor wissen ließ, damit ich mich nicht wundere und vor allem schon Verbandzeug mitnehmen könne, falls seine stark blutenden Wunden bis dahin nicht verheilt seien, und ganz ehrlich, er hatte Glück im Unglück, denn bis auf die Wunden an den Armen und Händen ist er heil geblieben, und man mag sich gar nicht vorstellen, was alles hätte passieren können, aber mein resistentes Väterchen steigt am Morgen des 28.8. um 9.30 Uhr ins Auto von Christian, er pickt meinen Vater mitsamt allen Gehhilfen auf, in der Woche habe ich ja schon Papas Köfferchen gepackt und mitgenommen, und so, mit unfassbar viel Hilfe und Unterstützung der Pfleger und Pflegerinnen aus der Residenz, rauschen die beiden über die Autobahn, sehr zur Freude meines Vaters, der schnelles Fahren liebt, und als meine Schwester und ich an der Bühne ankommen und ich der Ordnerin noch schnell erzählen will, dass mein Papa gleich kommt, ruft sie mir schon ein freudiges »Er ist schon da, Frau Karrenbauer« entgegen, und als ich ihn und Christian am Kalkberg auf dem Gelände der Karl-May-Spiele entdecke, jauchzt mein Herz vor Freude.

Mein Vater strahlt von einem Ohr zum anderen, erzählt von der großartigen Autofahrt, während wir alle Pommes frites essen und er ein Bierchen trinkt, die Sonne verschwindet hinter ein paar Wolken und ein kleiner kühler Luftzug macht sich breit, perfektes Wetter also für eine Open-Air-Veranstaltung, und als ich mich verabschiede, da ich mich für die Vorstellung fertig machen muss, bin ich allen Beteiligten unfassbar dankbar, die diesen Moment ermöglicht haben.

Unendlich dankbar.

Während ich auf der Bühne stehe, sehe ich ihn dort oben mit seinem Hütchen sitzen, zwischen meiner Schwester und Christian, er lacht, und beim Schlussapplaus winkt er mir lang und immer wieder zu, was mich zutiefst berührt, nach der Show treffe ich die drei in unserem Lieblingsrestaurant Mora Mora, bei Johann und Kathrin, den Besitzern, die uns allen einen großartigen Sommer ermöglicht haben, uns, dem gesamten Karl-May-Team, aber vor allem auch unseren Gästen, danach fahren wir alle ins Hotel am See, der Tisch ist herrlich gedeckt, und ich sehe, wie Papas Blick über den See streift und er die Weite in sich aufsaugt, auf dem Zimmer wird Papa später noch meine kleine Überraschung vorfinden, ein Programmheft, in dem absolut alle für »Papa Dieter« unterschrieben haben, und ich weiß, dass er sich sehr darüber freuen wird.

Und auch wenn am nächsten Morgen alles schneller gehen muss als gedacht, da Christian in Berlin am Mittag einen Job hat, meine Schwester in der Nacht kaum ein Auge zugetan hat, weil Papa sie im Bett an den Füßen »killerte«, wie er es vielleicht früher bei Marianne und auch schon mal bei uns Kindern gemacht hatte, woran ich mich gerade dunkel erinnere, dazu irgendwann aus dem Zimmer verschwunden ist und sie plötzlich aufwachte, weil das Licht an war, und hinter ihm herraste, um ihn auf dem Gang Richtung Fahrstuhl wieder einzusammeln, der Ausflug war ein voller Erfolg, und mein Vater wird voller Stolz wochenlang von dieser Reise erzählen, erfüllt, glücklich und zufrieden, und er wird nicht müde, mir bei jedem Telefonat zu sagen, wie »doll« er das alles fand, was für eine schöne Bühne diese in Bad Segeberg sei, dass er diesen Ausflug nie vergessen werde, und er bedankt sich bei mir aus tiefstem Herzen, dass ich es doch möglich gemacht habe, obwohl es eine ganze Zeit nicht danach aussah, dass er dieses Stück und auch mich noch mal auf der Bühne sehen und erleben dürfe.

32

Ich selbst fahre auch für zwei Tage nach Berlin zurück, denn ich muss mein Gepäck wieder nach Hause schaffen, treffe ihn am selben Tag noch zur *Der Ölprinz*-Nachsorge, denn am Vortag ist ja wahrlich für ihn viel passiert, dazu habe ich ein Plakat für ihn mitgebracht und klebe es in seinem Zimmer an seiner Eingangstür fest.

Ein letzter Abstecher zu meiner Mutter am Mittwoch folgt und am Donnerstagmorgen geht's dann noch mal das Stündchen von Kiel nach Bad Segeberg zu den letzten sieben Shows.

Als ich um 17.30 Uhr von der Bühne komme, sehe ich, dass mein Vater mich schon um kurz vor vier angerufen hat. Komisch. War der Betreuer gar nicht mit ihm draußen oder ist irgendwas passiert, wundere ich mich, und als die Arena frei von Zuschauern ist, setze ich mich auf eine der Holzbänke und rufe ihn an.

»Hallihallo«, dröhnt es fröhlich an mein Ohr.

»Na, mein Schatz«, begrüße ich Papa, »hattest du einen schönen Tag?«, und er überlegt kurz und erwidert dann: »Ja, den hatte ich. Du, ich wollte mich noch mal für den tollen Ausflug bedanken, für all das, was du da möglich gemacht hast. Ganz, ganz doll! Und auch an alle anderen ein großes Dankeschön«, und ich freue mich riesig, dass er sich so freut.

»Sag mal, was ist eigentlich mit unserer Kleenen?«, fragt er plötzlich, und ich habe keine Ahnung, wen er meint.

»Unsere Kleene? Papa, wen meinst du denn?«

»Na, unsere Kleene. Die das Knie kaputt hat. Wie die das alles durchgezogen hat, Wahnsinn, da bin ich wirklich mächtig beeindruckt und auch stolz, und ich finde, sie hat das von vorne bis hinten super gemacht.«

»Ähm, Papa, ich hatte doch die Knieverletzung, du meinst mich.«

»Neiiiiin! Wieso, wer ist denn da?«

»Ich bin es, Papa. Katy. Deine jüngste Tochter.«

»Katy?« Einen Moment lang scheint er meinen Namen in sich zu suchen, aber dann scheint seine Erinnerung wach zu sein. »Ach so, ja, du, klar, du bist das, ja, dich meine ich«, und er lacht fröhlich und zufrieden.

Die letzte Woche in Segeberg rast an mir vorbei, und Sonntag, den 4.9.2022, erlebe ich einen tränenreichen Abschied auf dieser großartigen Bühne, mit all den lieb gewonnenen Kollegen und Kolleginnen, es folgt eine Feier mit vielen Reden und einem leckeren Buffet, aber ich möchte an diesem Abend noch meine Garderobe ausräumen, ganz in Ruhe, und nehme still meinen Abschied von der Bühne, während oben beim »Indian Village« die Party abgeht und alle ausgelassen feiern.

Mir ist nicht nach Feiern zumute, ich würde gern noch einen Drink mit Kathrin und Johann im Mora Mora nehmen, aber leider ist das Restaurant geschlossen, die Saison ist vorbei, ich fahre mit meinem Auto noch mal oben auf den Parkplatz, der bisher die ganze Saison über gesperrt war, und während »Country Roads« durch den Abend hallt, mache ich mich langsam zum Hotel auf, denn morgen wird ein anstrengender Tag mit Abreise und noch mehr Abschied.

Zurück in Berlin, bin ich sofort wieder mit all den wichtigen und unwichtigen Dingen konfrontiert, die mein Leben gerade ausmachen. Drehanfragen trudeln ins Haus, worüber ich mich sehr freue, und ich schaue nach vorn, während mich dennoch die nahe Vergangenheit einzuholen scheint, denn das tägliche Erleben ist nahezu gleich. Als wäre ich in einem Déjà-vu gefangen. Mit Maske und nicht ohne Test betrete ich die Residenz und hole meinen Vater wieder regelmäßig ab.

Er sieht gut aus und hält sich wirklich tapfer, wobei ich selbst nun irgendwie angestrengter bin, weniger gelassen.

Bad Segeberg hatte ich ja am Montag, nach einer fulminanten Dernière am Sonntagnachmittag, nach über dreieinhalb Monaten den Rücken gekehrt, natürlich nicht, ohne der Bühne morgens auch noch einmal Lebewohl zu sagen und mich für den herausragenden Sommer zu bedanken, noch mal die Saison Revue passieren zu lassen.

Mit einem Zuschauerrekord, den ich mir so sehr gewünscht hatte, gingen wir aus dieser Spielzeit, aber der Abschied bedeutete eben auch, dass nun der Kindheitstraum erfüllt ist, und danach raste ich gleich zurück nach Berlin, nahm mir nicht einmal Zeit, mein Auto auszupacken, weil ich schon mit meinem Vater verabredet war.

Ich selbst habe diese Regeln gemacht, und ja, stimmt, ich mache mir manchmal das Leben auch wirklich schwer. Auf einen Tag mehr oder weniger wäre es sicher nicht angekommen, aber ich denke immer an den Faktor Zeit, und die hat man nun mal nicht unbegrenzt, ich habe einen Abgabetermin für mein Buch, und hier in Berlin, ganz in Ruhe und zurückgezogen, werde ich es nun beenden.

Viele Geschichten, die ich eigentlich schreiben wollte, habe ich bewusst ausgelassen, weil ich befürchte, sie würden die Würde meines Vaters antasten, sie schienen mir letztlich aber auch einfach nicht wichtig genug für das Thema, um das es mir geht, und ich möchte meinen Vater keinesfalls in ein schlechtes Licht rücken, in das er auch nicht gehört, aber ich möchte anderen Angehörigen Mut machen, und nur und ausschließlich darum werde ich publizieren, und zwar zu seinen Lebzeiten. Unbedingt.

Natürlich frage ich mich, was er über all das denken wird, wenn er dieses Buch in den Händen hält, in seinen warmen, schönen Händen mit den gepflegten Fingernägeln, die mir gerade aus Kindertagen so sehr in Erinnerung sind.

Ich denke an den Satz, den meine Schwester am Morgen zu mir sagte, als wir auf der Terrasse in Bad Segeberg noch einen Moment beisammensaßen und ich ihr die Geschichte vom Skiurlaub erzählte, wie unser Vater wedelnd vor uns herfuhr und dann in meiner Erinnerung verschwand, und sie geantwortet hatte:

»Katy, weißt du noch, was er dann gerufen hat?«

»Nein, das weiß ich nicht«, antworte ich wahrheitsgetreu, während sie schmunzelt und sagt:

»Kommt, Jungs! Er rief immer nur: Kommt, Jungs!«

Auch das nehme ich ihm jetzt nicht mehr krumm, und ich denke, ich habe »meinen Kerl« für ihn gestanden in den letzten Jahren, und das alles im Körper einer Frau, die er jetzt sehr wohl als seine Tochter wahrnimmt.

33

Ich denke an die vielen älteren Menschen, die niemanden mehr haben, der sich um sie kümmert, der für sie und ihre Belange eintritt, und ich denke an das, was ich mir für jeden einzelnen älteren Menschen wünsche.

Fürsorge. Empathie. Zeit!

Die gesamte Pflege und alles drumherum müssen dringend erneuert werden, Pfleger und Pflegerinnen müssen zwingend besser bezahlt, aber eben auch entlastet werden, es braucht Orte für Menschen, an denen sie sich wirklich wohlfühlen können, ein kleines Stückchen Heimat, bezahlbar, und es ist manchmal nur die kleine Cafeteria im Hause, in der Menschen zusammentreffen können, spielen oder sich austauschen können, wenn sie sich abends einsam fühlen.

Warum geht das oft in der Kurzzeitpflege, aber nicht an dem Ort, an den wir sie, unsere Lieblingsmenschen, selbst überfordert, bringen, und an dem sie den Großteil ihrer verbleibenden Lebenszeit, die doch immer begrenzter wird, bleiben werden, bleiben müssen, weil wir nicht in der Lage sind, aus welchen Gründen auch immer, sie zu Hause zu pflegen und bei uns aufzunehmen?

Der ältere Mensch ist zur Last geworden, aber wie schön wäre es, wenn das nicht überall spürbar wäre, und ich frage mich schon lange, warum ein Mensch, der sein Leben lang gearbeitet und gewirkt hat, keine Freude im Alter erleben darf oder soll?

Für mich als Angehörige, die ich dem System wirklich zuarbeite, weil ich mich kümmere, Zeit schenke, Verantwortung übernehme und weil ich versuche, den Blick auf das Wesentliche zu richten, wenn auch meines Erachtens immer noch zu wenig, denn ich bleibe wie so viele andere Angehörige oft hilflos zurück, weil anscheinend zu wenige, vor allem die Politik, an einer Lösung interessiert sind, bleibt dies wohl vorerst ein Rätsel.

Aber das hier geht uns alle an, und ja, es betrifft und trifft auch mich persönlich.

Viele meiner Freunde kommen gerade genau in dieselbe Situation, in der ich mich vor einigen Jahren befand, und sie sind ebenso verzweifelt, wie ich es war und manchmal auch heute noch bin.

Unsere Eltern werden älter, sie wollen am liebsten bis zum letzten Atemzug zu Hause wohnen bleiben, und ich wiederhole, es bricht mir das Herz, meinen Vater in einem 16-Quadratmeter-Zimmer zu sehen, nachdem ich ihn aus seinem 170-Quadratmeter-Haus holen musste und nicht zurückbringen konnte, weil es niemanden gab, der ihn rund um die Uhr hätte versorgen können, und weil man sich das alles vor allem schon lange nicht mehr leisten kann.

Wo, frage ich Sie, wo möchte man einen geliebten Menschen denn wissen? An einem schönen Ort? In guter Gesellschaft? Unter Gleichgesinnten? Mit einem guten Angebot des Hauses, das auch die Kreativität und Freude nicht außer Acht lässt? Wo soll er leben, und was soll er sehen, wenn er morgens erwacht, abends ins Bettchen schlüpft?

Ist unsere Gesellschaft wirklich so verroht, dass die Alten einfach nur noch abgeschoben werden in Heime, frei nach dem Motto »Irgendjemand wird sich schon drum kümmern«?

Ich muss sagen, dass ich gerade in den letzten Monaten viele Gespräche geführt habe und sehr dankbar bin für das Team, das meinen Vater umgibt und sich um ihn sorgt. Ich mag mir gar nicht ausmalen, wie es auch sein könnte, höre aber manchmal Geschichten von anderen Angehörigen, die bewusst in dieses Haus, in diese Einrichtung gewechselt haben, weil es anderswo nahezu unerträglich war, wie sie mir berichten, und ich bin froh, dass mein Papa ein schönes Zimmer hat, ganz für sich allein, würdevoll, mit einer Toilette, die er dann benutzen kann, wenn er sie braucht, und nicht erst, wenn sie endlich frei geworden ist.

Ich wünsche mir einen glücklichen und, ja, zufriedenen Vater.

Aber mein Vater fühlt sich oft verlassen, einsam, seiner Welt beraubt, seiner Geselligkeit, der Gespräche, der Weite und des Weitblicks, seiner Reisen und seiner Selbstständigkeit, hat er doch, bis er 84 Jahre alt war, als Gasthörer noch mal Kunst studiert, ist mit vielen jungen Menschen gereist, hat sich geistig befruchten lassen, er hat sogar zu diesem Zeitpunkt noch die Statik für ein Haus in Düsseldorf übernommen, und ich weiß, mehr als alles andere vermisst er seine Freiheit. Ich verstehe ihn nur zu gut.

Meine Wahrheitsliebe, die ihn manchmal so verzweifelt zurücklässt, wenn ich ihm wieder und wieder das Thema »Altersdemenz« versuche nahezubringen und er mit der Hand vorm Gesicht herumfuchtelt und mich wütend angeht: »Du willst mir einreden, ich sei bekloppt. Na, dann bin ich eben für dich bekloppt, bin ich aber nicht!«, und ich zum zigsten Male wiederhole, dass er weder bekloppt sei noch dass ich ihn dafür halte, dass aber seine Wahrnehmung eben eine andere sei, wie auch seine Erinnerung, all das führt uns anscheinend nirgends hin, und ich fühle mich so verdammt hilflos, weil ich keine Alternative, keinen Ausweg weiß. Er braucht viel Hilfe, Unterstützung und auch Schutz, aber er braucht eben auch das Leben, das ich ihm, so gut wie möglich, erlebbar machen möchte.

Ich erinnere mich an einen Nachmittag in der Residenz, im Speisesaal. An allen Tischen saß jeweils eine Person. Es waren die, die noch gut beieinander sind, sich ausdrücken können und relativ wenig Hilfe benötigen, aber als ich darum bat, einen großen Tisch machen zu dürfen, damit sich alle miteinander unterhalten können, war das Geschrei groß, denn, so ließ man mich wissen, jeder habe ja seine Tasse und seinen Teller, dazu sein Glas und sein Getränk. Wenn ich also nun acht Menschen mit einem Wasserglas, das dem jeweiligen Menschen zugeordnet ist, zusammensetze, mache ich unendlich viel Arbeit und man müsse jedem ein neues Glas geben.

Wie bitte? Ich bin ehrlich, so viel Empathielosigkeit ist für mich unerträglich, sie macht mich fassungslos, ich beteuerte schnell, dass ich alle Gläser mit den dazugehörigen Damen und Herren nach den hoffentlich stattfindenden und angeregten Gesprächen wieder richtig platzieren würde, setzte mich also über diesen Unsinn hinweg, schob die Tische zusammen und holte einen nach dem anderen an den langen Tisch, an dem sofort hitzige Diskussionen und auch lustige Gespräche entstanden, und ich blickte amüsiert auf meinen Vater, der mir ein »Du schon wieder« entgegenzwinkerte, die Runde aber auch genoss.

Das war natürlich lange vor der Pandemie, denn bis vor Kurzem durfte ich selbst ja gar nicht mehr in den Speisesaal, aber ich sah aus der Ferne, dass sich kaum mehr jemand unterhält, weil die Tische lange in einem Abstand von mindestens anderthalb Metern stehen blieben, und natürlich erinnere ich mich an meine »Marie«, eine ältere Dame, deren Mann sie nach wie vor täglich besucht.

Sie saß immer allein am Tisch und eigentlich brüllte sie immer weinerlich und herzzerreißend durch den Speisesaal: »Maman, je suis seule, je suis très seule«, dass man kaum sein eigenes Wort verstand. Diese Worte aber, »Mama, ich bin so einsam«, drangen tief in mich hinein und berührten mich, bis aus irgendeiner Ecke ein lautes »Jetzt halt doch endlich mal die Klappe« zu vernehmen war.

Ich setzte mich zu ihr an den Tisch, mein Vater und auch die anderen beäugten mich, und obwohl mein Französisch wirklich nicht besonders gut ist, hatte ich ihr schnell gesagt, wie ich heiße, und sie hatte mir ihrem Namen verraten.

Wir sprachen nicht viel, denn Marie hatte längst einen Großteil ihrer Sprache und vielleicht auch ihrer Erinnerung verloren, aber sie lächelte und mir wurde warm ums Herz.

Und so gibt es etliche Geschichten in meiner Erinnerung, die mir bleiben werden, über alles hinweg, lustige und traurige.

Aber letztlich bitte ich für uns, für meinen Papa, der so gern bei guter Gesundheit hundert Jahre alt werden möchte, und für mich selbst um Zeit, denn, so habe ich am eigenen Leibe nun erfahren, Demenz ist ein Ungeheuer, und ja, vielleicht befinden wir uns auf einer Straße ohne Wiederkehr, aber wir machen jeden Tag das Beste daraus, schaffen neue warme und wichtige Erinnerungen, und die guten Tage, die gibt es, sie müssen die schlechten in der Erinnerung überdauern, und ich bin zuversichtlich, dass mit vielen kleinen Eckpfeilern, Hilfestellungen, Fotos, den entsprechenden Geschichten dazu, aber vor allem mit ganz viel Liebe, Zeit bleiben wird.

Wir haben diese knapp vier Jahre wirklich gut gemeistert, und wenn ich meinen Vater bitte, mir zu sagen, was über dem Duisburger Theater geschrieben steht, dann erhebt er seine Stimme und rezitiert aus Schillers »Huldigung der Künste«:

»Mit allen seinen Tiefen, seinen Höhen,
roll' ich das Leben ab vor deinem Blick.
Wenn du das große Spiel der Welt gesehen,
so kehrst du reicher in dich selbst zurück.«

Und er wird mir dazu erklären, dass kaum jemand dieses Zitat kennt, was wirklich so ist, und ich werde ihm antworten, dass es sich für mich nicht nur auf die Künste bezieht, sondern auf das gesamte Leben.

Nein. Auch ich werde nie wissen, wohin die Reise weitergeht, aber ich bleibe an der Seite von Mutter und Vater, solange unser aller Leben währt, das ist gewiss, nah und vertraut, verbunden, bemüht und aufmerksam.

Und eines Tages wird auch wieder ein treues Tier an meiner Seite sein, ein Hund, für den ich Zeit finden werde, der mich begleitet, wenn die Tage trüb sind und die Seele traurig ist, und dessen Heiterkeit mich durch alle Poren wärmt.

Liebe Mama, danke, dass es dich gibt, dass du immer in Gedanken an meiner Seite bist und dass du meine beste Freundin bist, für alle Zeit. Dieses Buch hier erzählt nicht viel von dir, dabei bist auch du sehr besonders, aber es sollte bewusst meine Papa-Tochter-Geschichte werden, so, wie ich sie erlebe in den letzten vier Jahren, mit vielen Gedanken an den Vater, der mir fehlte, während du immer für mich da warst.

Lieber Papa, danke, dass du den Mut hattest, auf mich zu vertrauen, dein Leben in meine Hand gegeben hast und wir neu starten konnten, wenn auch manchmal die Wellen wie Brecher über uns hinwegfegten und uns zu Fall zu bringen drohten.

Jetzt, zum Abschluss dieses Buches, höre ich »unser« Lied von Bully Buhlan, das ich zuvor gar nicht kannte, dem wir aber nun oft gemeinsam auf Spaziergängen lauschen und das wir manchmal beschwingt singen, wenn wir auf dem Heimweg sind, ja, wie der Name schon sagt, zurück ins Heim.

»Ich hab mich so an dich gewöhnt« – und das, lieber Papa, ist die Wahrheit, auch wenn dieses Lied eigentlich die Erinnerung an Marianne in dir wach hält.

Das Großartige ist, dass mein Vater seit seinem Besuch in Bad Segeberg vollkommen klar ist, seine Erinnerungen sind wacher, auch das Kurzzeitgedächtnis funktioniert viel besser, wie mir scheint. Also, alles richtig gemacht. Ich erlebe zur Zeit einen zuversichtlichen, fröhlichen Vater, mit dem ich gute Gespräche führen kann, der immer noch sehr intensiv träumt, jetzt allerdings von Bad Segeberg, Pferden und seinem weiten Blick über den See, und ja, ich genieße mit ihm jeden Augenblick, solange er währt.

Nur eine Bitte hab ich noch zum Schluss, lieber Papa, sie ist mein allergrößter Wunsch:

Vergiss mich nicht!

Deine Katy

Ich möchte Danke sagen.

All den Menschen, die meinen Vater und mich auf unserem Weg begleitet und uns geholfen haben, freundschaftlich und verbunden, die für uns da waren in unserer Not, uns Mut zusprachen, jederzeit mit offenem Herzen empfangen haben, zuhörten, wärmten, nicht fragten, sondern einfach zupackten, die sich sorgten und verstanden, manchmal auch mit uns weinten, die an unserer Seite waren und sind, viele bis heute, unermüdlich, die uns zuhörten, wenn nichts mehr zu gehen schien, die Trost spendeten in düsteren Nächten und mich und auch meinen Papa mit ihrer Sanftmut, Stärke, ihrer Kraft und Energie, vor allem aber mit ihrer Liebe durchs Leben tragen.

Wir danken Euch allen aus tiefstem Herzen, denn ohne jeden Einzelnen von Euch wären wir nicht so weit gekommen. Wir halten den Kopf oben, auf dem Weg ins Unbekannte, und freuen uns auf jeden neuen Tag. Voller Zuversicht.

DANKE!

Mama Erika, Karen, Nicole, Claudia, Adnan, Musti, Willy, Guido, Marcel, Christian, Gudrun, Roland, Tosca, Wolfgang, Ricarda, Marco, Thomas, Jörn, Anke, Anja, Herbert, Susan, Julia, Rosi, Klaus, Beate, Peter, Jutta, Hansi, Ralf, Michaela, Jörg, Schwester Bernadette, Esther, Michael, Max, Uta, Susanne, Ilona, Georg, Mathias, Andreas, Sabine, Sybille, Sven, Sabina, Ludmilla, Simone, Klaus, Eva, Carmen, Udo, Axel, René, Carsten, Ingrid, Jeannette, Steffi, Marc, Mia, Lisa, Karin, Axel, Zazie, Bebe, Hella, Maria, Inge, Talad, Orhan, Christian, Dirk, Jessi, Krissi, Guido, Rosa, Oli, Mikel, Julia, Lana, Rudi, Harald, Dana, Helmut, Gabi, Rainer, Ute, Ulli, Tina, Michel, Barki, Birgit, Sandra, Anke, Anja.